脑卒中
照护者手册

蔡卫新◎主编　　杨蓉　李慧娟　颜秀丽◎副主编

编委（按姓氏拼音排序）

薄　琳	北京协和医院	苗亚杰	首都医科大学附属北京天坛医院
蔡卫新	首都医科大学附属北京天坛医院	苏永静	中山大学附属第一医院
冯俊艳	河北医科大学第二医院	田英然	空军军医大学西京医院
韩斌如	首都医科大学宣武医院	王亚玲	华中科技大学同济医学院附属协和医院
何金爱	暨南大学附属第一医院	颜秀丽	吉林大学第一医院
李葆华	北京大学第三医院	杨红燕	浙江大学医学院附属第二医院
李慧娟	中山大学附属第三医院	杨　蓉	四川大学华西医院
李若然	齐齐哈尔市第一医院	张晓霞	青海省人民医院
李　育	中南大学湘雅医院		

电子工业出版社
Publishing House of Electronics Industry
北京·BEIJING

图书在版编目（CIP）数据

脑卒中照护者手册 / 蔡卫新主编. -- 北京：电子
工业出版社, 2024. 9. -- ISBN 978-7-121-48743-9

Ⅰ. R473.54-62

中国国家版本馆 CIP 数据核字第 20249AF475 号

责任编辑：王梦华　　　　文字编辑：刘　甜
印　　刷：北京缤索印刷有限公司
装　　订：北京缤索印刷有限公司
出版发行：电子工业出版社
　　　　　北京市海淀区万寿路 173 信箱　邮编：100036
开　　本：720×1000　1/16　印张：9.75　字数：150 千字
版　　次：2024 年 9 月第 1 版
印　　次：2024 年 9 月第 1 次印刷
定　　价：68.00 元

凡所购买电子工业出版社图书有缺损问题，请向购买书店调换。若书店售缺，请与本社发
行部联系，联系及邮购电话：（010）88254888，88258888。

质量投诉请发邮件至 zlts@phei.com.cn，盗版侵权举报请发邮件至 dbqq@phei.com.cn。

本书咨询联系方式：QQ375096420。

序

PREFACE

作为一名长期致力于脑血管病研究和治疗的临床医生，我深知脑卒中对个人、家庭乃至社会造成的重大危害与挑战。在脑卒中的救治过程中，每一分钟都至关重要。我们需要持续优化急救流程，提高医疗团队的协作效率，确保患者能在最短的时间内得到最恰当的治疗；此外，精准的诊断技术、先进的治疗手段以及个性化的治疗方案，都能为患者的康复带来更多希望。然而，对于那些不幸留下后遗症的患者，我们更应该关注如何让他们重新回归正常生活。

在这样的背景下，《脑卒中照护者手册》带着希望与温暖应运而生。这本手册的意义非凡，它是专业知识与人文关怀的融合，是经验与智慧的结晶。对初涉照护的人而言，它是启蒙导师，提供基础但关键的指导；对经验丰富的照护者来说，它是温故知新的伙伴，激发新的思考与灵感。

作为中国卒中学会会长，我见证了这本书从构思到诞生的全过程。这本由中国卒中学会护理学分会主编的手册，凝聚了十余位专业护理人员的心血与智慧。翻阅书页，我们能感受到编者的用心与深情。她们以通俗易懂的语言，将复杂的医学知识和护理技巧娓娓道来，每一个章节、每一段文字，都充满了对患者的关爱和对照护者的尊重。

我们希望这本书能够成为照护者的明灯，照亮他们在黑暗中的道路；能够成为他们坚实的后盾，给予他们面对困难的力量与勇气；能够成为连接患者、照护者和专业医疗团队的桥梁，共同为战胜脑卒中而努力。

愿每一位照护者都能从这本手册中汲取所需，以更加坚定的信念和科学的方法，用爱与关怀陪伴患者渡过难关，迎接希望的曙光。也期待通过这本书，能够进一步提升脑卒中照护水平，为史多患者带来希望与福祉。

中国卒中学会

首都医科大学附属北京天坛医院

王拥军

2024年8月

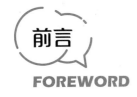

前言

FOREWORD

　　脑卒中具有高发病率、高致残率、高死亡率的特点，对于大多数患者及其家庭而言，这犹如一场突如其来的灾难。许多患者在经历脑卒中的打击后，常常伴随身体功能的严重损害和生活自理能力的显著下降。这不仅对个人造成了极大的影响，也给家庭乃至整个社会带来了沉重的负担。在疾病康复阶段，照护者——通常是家庭成员，承担着照护脑卒中患者的重任。在这一漫长而艰难的旅程中，照护者的角色变得至关重要。

　　中国卒中学会护理学分会组织编写《脑卒中照护者手册》的初衷，是为了给那些勇敢承担起照护责任的照护者提供一份实用且全面的居家照护指南。这本手册由首都医科大学附属北京天坛医院、首都医科大学宣武医院、北京协和医院、四川大学华西医院、中南大学湘雅医院等16家医疗机构的临床护理专家共同撰写，她们均具有深厚的学术造诣和丰富的实践经验。在编撰过程中，我们访谈了近百名脑卒中患者及主要照护者，了解其实际照护需求；同时参考了众多国内外最新研究成果和临床实践案例，凝练临床护理工作和健康教育经验，确保手册内容的先进性、专业性和可读性。此外，书稿经过三审三校，对每个章节、每个知识点都进行了反复的论证和推敲，旨在为脑卒中照护者提供最实用、最准确的照护指导。

　　《脑卒中照护者手册》详尽地介绍了脑卒中的相关知识，包括脑卒中基础知识、检查与治疗、复发及预防等。此外，手册中也提供了康复锻炼方法、常见并发症的护理方法以及日常生活中的照护技巧等实用信息，目的是帮助主要照护者更有效地支持脑卒中患者的身心康复。我们期望这本手册能成为脑卒中照护者的得力助手，助力脑卒中患者重新拥抱生活，共同面对未来的挑战与希望！

本书得以按期完成，全体编者付出了辛苦努力。在此，衷心感谢各位编者的辛勤付出和无私奉献。医学知识持续更新，加之编者能力水平有限，因此书中难免存在不足之处。我们诚挚地欢迎广大读者和专业同仁进行批评指正，以便我们在未来的修订中不断完善，为脑卒中照护事业贡献更多的力量。

中国卒中学会护理学分会

首都医科大学附属北京天坛医院

蔡卫新

2024年8月

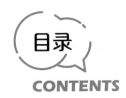

目录
CONTENTS

1 什么是脑卒中？

"脑卒中"又称"中风"或"脑血管意外"（cerebral-vascularaccident，CVA），是一种急性脑血管疾病，是由于脑部血管突然破裂或阻塞导致血液不能流入大脑而引起脑组织损伤的一组疾病，包括缺血性脑卒中和出血性脑卒中。

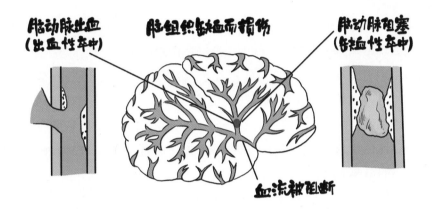

脑动脉出血
（出血性卒中）

脑组织缺血而损伤

脑动脉阻塞
（缺血性卒中）

血流被阻断

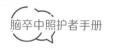

② 脑卒中的危险因素是什么？

（1）高血压

高血压是脑卒中最重要的危险因素，不论何种类型的高血压，在任何年龄、性别中都是脑卒中的独立危险因素。有研究报道，脑卒中高危个体中，高血压患者占53.3%，控制高血压可显著降低脑卒中发病率。

（2）血脂异常

血管内皮功能障碍与多种心脑血管疾病的发生发展密切相关，而血脂异常与血管内皮功能障碍关系密切。一项印度的病例对照研究发现，与正常个体相比，脑卒中患者血浆总胆固醇（TC）、低密度脂蛋白胆固醇（LDL-C）、甘油三酯（TG）显著增加，高密度脂蛋白胆固醇（HDL-C）水平有所降低。颅内动脉狭窄作为脑卒中的一个病因，TC升高与无症状性颅内动脉狭窄有关，TC浓度越高，比值比越大，在男性人群中两者关联更强。因此，加强血脂管理是脑卒中防治的重要手段。

（3）糖尿病

糖尿病（DM）是一种已知的脑卒中独立危险因素，DM患者发生脑卒中的相对风险较非DM患者增加2~3倍。Khoury等研究发现，在所有年龄段，特别是<65岁的患者，不论其种族，伴有DM的患者脑卒中发病风险显著增加。

（4）超重与肥胖

多项研究表明，肥胖是脑卒中的危险因素之一。一项针对9000余例美国患者的回顾性队列研究表明，与接受其他手术的病态肥胖患者相比，接受减肥手术治疗的患者术后心肌梗死和脑卒中发病率显著降低，生存率明显提高。因此，应该建议肥胖的脑卒中患者持续减肥以达到正常体重。

（5）吸烟

吸烟会增加脑卒中的风险。北京市海淀区年龄≥40岁居民现况调查结果显示，吸烟者患脑卒中的风险是不吸烟者的1.86倍；香港的队列研究发现，吸烟与出血性脑卒中的死亡率强相关，特别是蛛网膜下腔出血。此外，在烟草环境

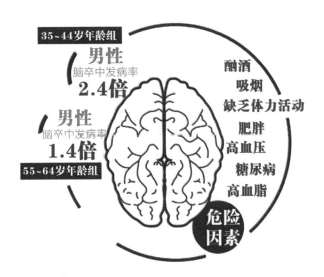

中的暴露也可能危害不吸烟者的健康。一项在日本人群中随访15年的前瞻性队列研究发现，自身不吸烟的女性，家庭环境有烟草暴露者发生脑卒中的风险是无烟草暴露者的1.24倍。因此，鼓励戒烟，采取戒烟干预措施，是脑卒中一级预防和二级预防的重要手段。

（6）酗酒

目前，多数学者认为大量饮酒是脑卒中发生的危险因素之一，酗酒者脑卒中发病率是一般人群的4~5倍，更易引起脑出血，也有学者认为少量饮酒具有保护心血管的作用。

（7）冠心病

冠心病心房颤动患者是发生脑卒中的高危人群。从病因上讲，40%~50%的缺血性脑卒中由动脉粥样硬化引起，大概20%的脑卒中由心源性原因引起，其中50%~60%由心房颤动所致。有研究发现，睡眠障碍患者，伴心房颤动者患脑卒中的风险是没有心房颤动者的5.34倍。

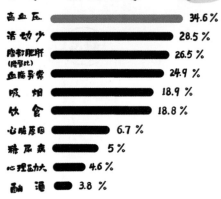

③ 脑卒中的发病原因是什么？

（1）血管性危险因素

脑卒中发生的最常见原因是脑部供血血管内壁上有小栓子，小栓子脱落后导致脑动脉栓塞，即缺血性卒中。也可能是由于脑血管或血栓出血造成的，即出血性卒中。冠心病伴有心房颤动患者的心脏瓣膜容易发生附壁血栓，栓子脱落后可以堵塞脑血管，也可导致缺血性卒中。其他因素有高血压、糖尿病、高血脂等。高血压是中国人群脑卒中发病的最主要危险因素，尤其是清晨血压异常升高。血管性危险因素还有颈内动脉或椎动脉狭窄和闭塞，其主要原因是动脉粥样硬化。另外，胶原性疾病、高血压病动脉改变、风湿性心脏病、动脉炎、血液病、代谢病、药物反应、肿瘤、结缔组织病等引起的动脉内膜增生和肥厚，颈动脉外伤，肿瘤压迫颈动脉，小儿颈部淋巴结炎和扁桃体炎伴发的颈动脉血栓，以及先天颈动脉扭曲等，均可引起颈内动脉狭窄和闭塞，或因血管破裂出血引发脑卒中。颈椎病骨质增生或颅底陷入压迫椎动脉，也可造成椎动脉缺血。

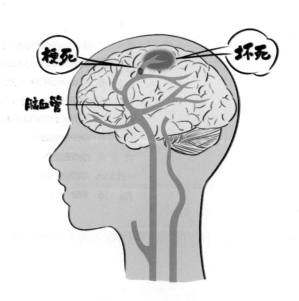

（2）性别、年龄、种族等因素（高危因素）

研究表明，脑卒中的患病率随着年龄增加而增加，达到峰值（80~89岁）后，又缓慢降低。

（3）不良生活方式（高危因素）

患者通常同时存在多个危险因素，比如吸烟、不健康的饮食、肥胖、缺乏适量运动、过量饮酒；以及患者自身存在一些基础疾病，如高血压、糖尿病和高脂血症等，都会增加脑卒中的发病风险。

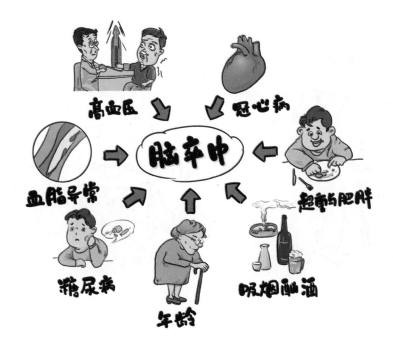

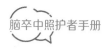
4 脑卒中的常见症状有哪些？

脑卒中的常见症状有头痛头晕、恶心呕吐、舌部发硬、说话不清或语言理解困难、偏侧肢体无力或发麻、偏侧面部麻木或口角歪斜、双眼向一侧凝视、偏侧或双侧视力丧失或模糊、眩晕、意识障碍或抽搐等。

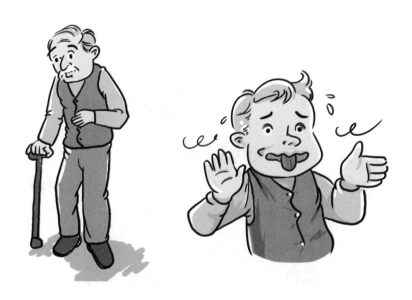

⑤ 如何早期识别脑卒中?

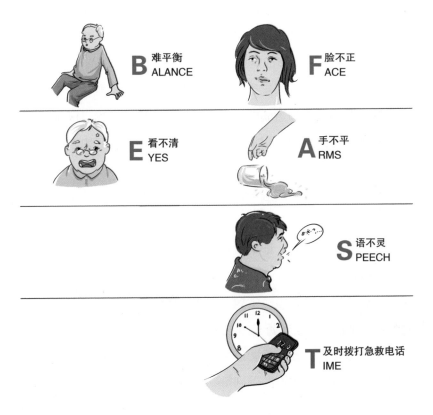

B 难平衡 BALANCE

F 脸不正 FACE

E 看不清 YES

A 手不平 RMS

S 语不灵 PEECH

T 及时拨打急救电话 IME

目前采用的是"BEFAST"识别原则来早期识别脑卒中。

B指balance（平衡），患者走路不稳，容易出现跌倒或难以维持平衡的情况。E指eyes（眼），患者出现视物模糊，看不清事物的情况。F指face（脸），让对方或者疑似患者笑一笑，观察是不是会发生一边脸笑不动或者麻木的症状。A指arm（手臂），让患者举起双手，观察是不是有一侧抬不起来的情况。S指speech（说话），让患者重复一句你说的话，看是否会出现理解困难、重复困难或者说话的时候含糊不清的情况。T指time（时间），时间就是生命，如果出现上述3种情况中的一种，请立刻拨打急救电话120。

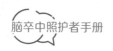 **突发脑卒中时如何进行紧急处理？**

（1）检查生命体征，如呼吸和心跳已经停止，要立即进行心肺复苏。

（2）保持正确体位。使患者保持仰卧姿势，头肩部稍垫高，头偏向一侧，防止痰液、呕吐物吸入气管造成窒息。

（3）保持呼吸道通畅。如果患者口鼻中有呕吐物，不要让患者坐起并拍打其背部，这样会震动头部加重病情；应当设法清理出呕吐物，以保持呼吸道通畅。同时，解开患者的领口、纽扣、腰带，女士应同时解开内衣，如有假牙也应当取出。

（4）缓解紧张情绪。家属应尽量安慰患者，缓解其紧张情绪，切忌大声呼叫或摇动患者，更不要当着患者的面悲哭流泪，避免造成患者的心理压力。

（5）尽早寻求医疗救助。即刻拨打急救电话120，告知医生患者病情，以便医生采取相应的抢救措施，咨询下一步处理措施；告知医生呼救者的姓名、联系电话，准确告知地址，为医生提供有明显特征的标志物，以便救护车及时准确地找到救护地点，便于救护车运送患者。

（6）正确运送患者。若自行搬运患者，应当注意2~3人同时用力。一人托住患者头部和肩部，使头部不要受到震动和过分扭曲；另一人托住患者的背部和臀部，如再有一人，则托起患者腰部和腿部。几人共同用力平抬患者移至硬木板床或担架上。切忌抱、拖、背、扛患者。

7 脑卒中常见的并发症有哪些？

脑卒中常见的并发症：

（1）脑卒中后关节疼痛。

（2）脑卒中后尿失禁。

（3）脑卒中后便秘。

（4）脑卒中后吞咽障碍。

（5）脑卒中后疲劳。

（6）脑卒中后睡眠呼吸障碍。

（7）脑卒中后痫性发作和癫痫。

（8）脑卒中后抑郁。

（9）脑卒中后焦虑。

（10）脑卒中相关肺炎。

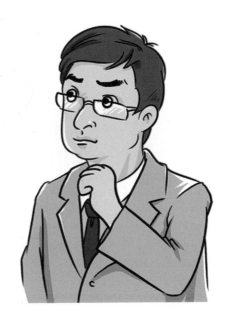

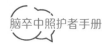

8 如何确定脑卒中患者的发病时间？

出现首发脑卒中症状的时间为发病时间。但9.7%~29.6%的缺血性脑血管病的患者在睡眠中起病，这类在睡眠中起病的醒时卒中应该以患者睡眠过程中最后一次清醒或活动的时间作为发病时间。如果在睡眠过程中没有出现清醒或活动情况，患者的发病时间为患者的入睡时间。

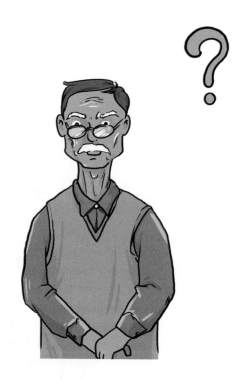

9　怀疑脑卒中需要做哪些检查？

如果怀疑患者脑卒中，以下是常见的检查项目：

（1）CT和/或CTA

CT（计算机断层扫描）可以帮助鉴别脑卒中的类型（出血性卒中或缺血性卒中），并评估脑卒中的严重程度。脑梗死与脑出血的救治方法完全不同，甚至相反。

CTA（CT血管造影）是在CT扫描基础上加入了血管结构和血流的评估功能。CTA可以提供脑卒中患者颈动脉和脑部血管的详细图像，检测是否存在血管阻塞成狭窄，医生会根据这些影像检查结果制订相应的治疗计划。

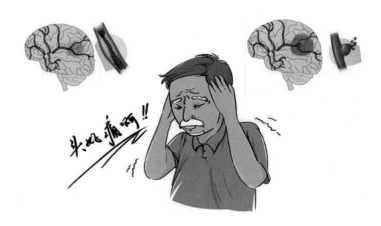

（2）MRA

MRA（磁共振血管成像）是一种非侵入性的影像学检查方法。对于脑卒中患者，MRA可以提供关于脑血管病变的详细信息，识别是否发生了动脉血栓形成、动脉瘤、血管狭窄等，以确定脑卒中的原因。如果脑血管有血栓形成，MRA可以提供关于血栓所在位置和范围的信息，并帮助医生决定是否适合进行血栓溶解治疗（溶栓治疗）。

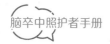
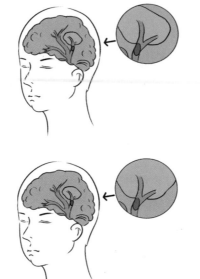

如果是急性期在时间窗内，即选择溶栓或取栓等再通治疗；如果是慢性的病变，则考虑择期手术或药物治疗。

（3）DSA

DSA（数字减影血管造影）分辨率高，是诊断脑血管疾病的"金标准"。发生脑卒中时可能存在导致脑卒中的血管病变，如脑动脉狭窄、脑动脉瘤等，DSA可以帮助医生诊断可能的血管异常。然而，DSA是一种有一定风险和成本的检查方法，在决定是否进行DSA前，医生会权衡潜在的收益与风险，并与患者详细讨论。只有在必要时才会选择进行DSA，以确保患者获得最佳的诊断和治疗。

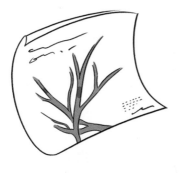

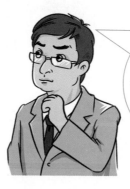

DSA
需从人体的动脉穿刺置管，通过导管注射造影剂，可全方位观察血管病变程度，包括血管走向、血管狭窄程度，各血管管腔大小、血流速度、压力状态、有无血栓及病变血管侧支循环建立的情况等。

10 脑卒中患者为什么要进行吞咽功能筛查？

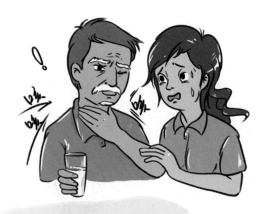

　　45％~70%的脑卒中患者会发生吞咽障碍，进食或者非进食时发生误吸；即在吞咽过程中，有数量不一的液体或者固体食物进入声门以下的气道，进一步导致吸入性肺炎、营养不良等严重后果。

　　脑卒中患者进食、饮水或做口腔护理前要进行吞咽功能筛查。如果属于高危人群，医务人员就要通过指导进食时细嚼慢咽，改变饮食性质，指导正确的进食体位，或考虑插胃管等以改善患者的预后。

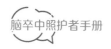

 静脉溶栓有哪些好处及风险？

好　处　　　　　　　　　　　　　　　　　　**风　险**

　　短时间内完成　　　　　　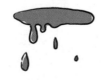　　脑梗死病灶继发出血

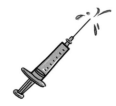　　简单易行，方便快捷　　　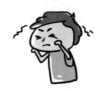　　再灌注损伤及脑组织水肿

　　创伤相对较小　　　　　　　　溶栓后再闭塞或过敏反应

　　静脉溶栓治疗是一种通过静脉给药将溶栓药物注射到血液中，以溶解或破坏导致脑卒中的血栓的治疗方法。

　　静脉溶栓技术简单易行，方便快捷，创伤相对较小，可在短时间内完成。

　　静脉溶栓治疗可以提供显著的益处，但存在以下风险。①出血风险：脑梗死病灶继发出血或皮肤、黏膜、牙龈、消化道、泌尿道出血。②致死的再灌注损伤及脑组织水肿。③溶栓后再闭塞。④过敏反应：溶栓治疗中使用的药物有时会引发过敏反应，包括药物过敏、过敏性休克等，这种情况虽然不常见，但仍需注意。

12 哪些患者可以进行静脉溶栓，溶栓的最佳时间是何时？

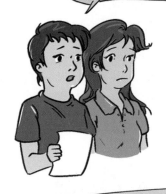

哪些患者可以进行静脉溶栓，溶栓的最佳时间是什么？

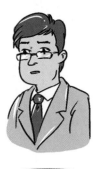

溶栓适应证：①急性缺血性卒中；②年龄18~80岁；③发病4.5小时以内；④脑功能损害的体征持续存在超过1小时，且比较严重；⑤头颅CT已排除颅内出血，且无大面积脑梗死的影像学改变；⑥患者或其家属已签署知情同意书。

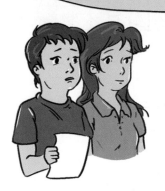

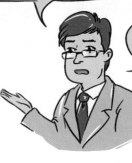

溶栓的最佳时间是发病4.5小时以内。

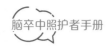
 13 脑卒中患者静脉溶栓后需要注意哪些问题？

（1）24小时内绝对卧床。

（2）密切监测生命体征：神志、血压、脉搏、体温、呼吸。

（3）神经功能变化：肌力、肌张力、语言能力恢复的变化。

（4）观察有无出血：密切观察皮肤、黏膜、鼻腔、口腔、消化道、呼吸道、泌尿道有无出血。

（5）警惕脑出血的发生：若溶栓后24小时内出现头痛、呕吐、血压突然升高、意识障碍、言语不清、肢体活动障碍，提示脑出血的可能。

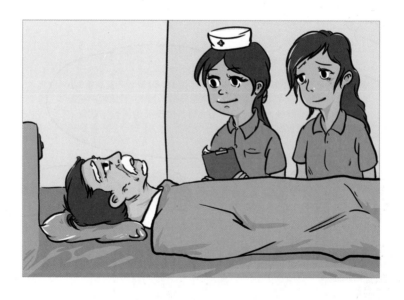

14 脑卒中患者的血管内治疗有哪些？

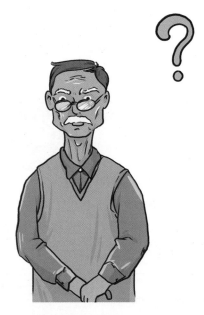

（1）发病6小时内、有明显神经功能损害、CT排除脑出血、凝血功能无异常，可选择血管内治疗，实现血管再通。

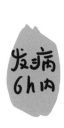

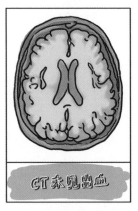

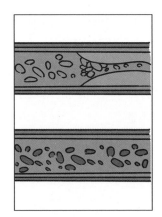

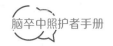
（2）动、静脉溶栓

越早溶栓，效果越好。

①对缺血性脑梗死发病3h内和3~4.5h的患者，尽快静脉给予rt-PA溶栓。

②发病6h内，如不能使用rt-PA者，可考虑静脉给予尿激酶。

③不适合静脉溶栓者，可在有条件的医院进行动脉溶栓。

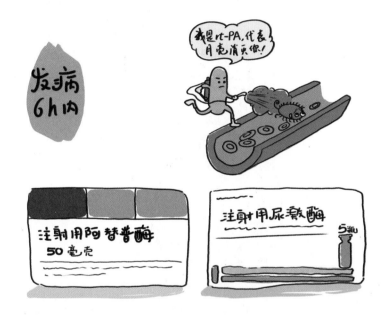

（3）机械取栓、碎栓

发病6h内急性缺血性卒中患者。

①部分可采取血管内介入治疗。

②部分可采取血管内介入治疗联合静脉溶栓。

③部分在严格筛选的基础上，可单独使用取栓器或与药物溶栓联用以实现闭塞血管再通。

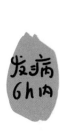
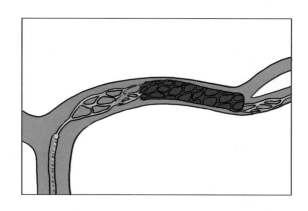

（4）急性期血管成形术及支架置入术

根据病情评估，部分患者可选择动脉血管成形术和/或支架置入术，用于血流的重建。

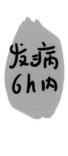
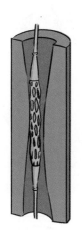
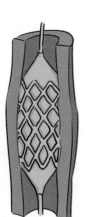
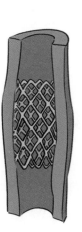

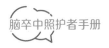
15 取栓后还需要长期服药吗？

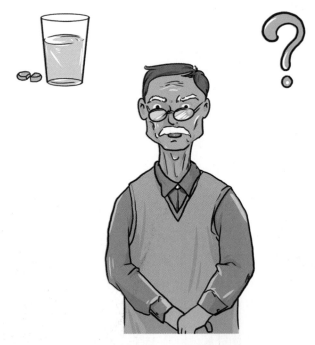

（1）取栓术后24小时复查CT未见出血并根据血管开通情况选择抗凝治疗。

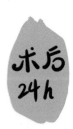

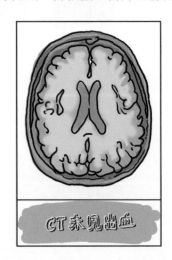

（2）口服抗凝药3个月，定时、定量、足量，定期监测凝血功能。

①传统抗凝药：华法林。

②新型口服抗凝药：达比加群酯、利伐沙班。

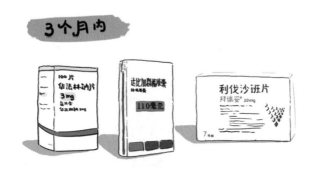

（3）3个月后改为长期抗血小板治疗，需长期坚持口服抗血小板药物，定期监测凝血功能。

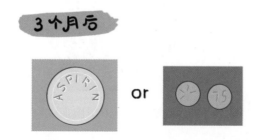

（4）对于非心源性缺血性卒中患者，无论是否存在其他动脉粥样硬化的证据，推荐进行高强度的他汀类药物长期治疗，以降低卒中和心血管事件的发生率。

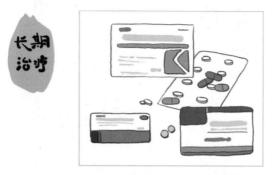

他汀类降血脂药物

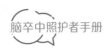
16 支架植入治疗后需要长期服药吗？

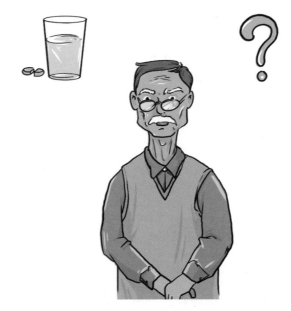

（1）支架植入治疗后24小时复查CT未见出血，同时根据血管开通情况推荐双联抗血小板治疗。

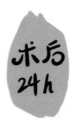

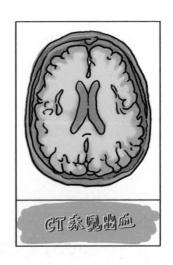

（2）双联抗血小板治疗（服用两种抗血小板药物）：服用阿司匹林100mg（每天1次）+氯吡格雷75mg（每天1次）至少1~3个月。

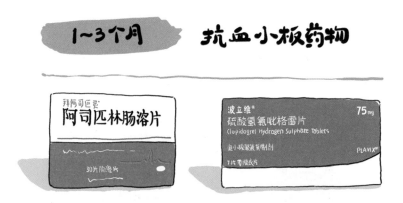

（3）3个月后改为长期单抗治疗（阿司匹林或氯吡格雷长期服用）。

（4）对于非心源性缺血性卒中患者，无论是否存在其他动脉粥样硬化证据，推荐进行高强度的他汀类药物长期治疗以降低心脑血管事件的发生率。

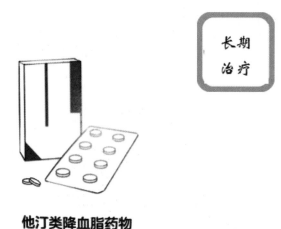

他汀类降血脂药物

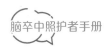

17 脑卒中患者出院后常用的药物有哪些?

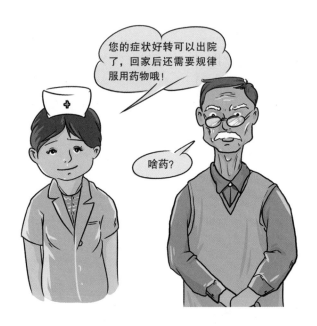

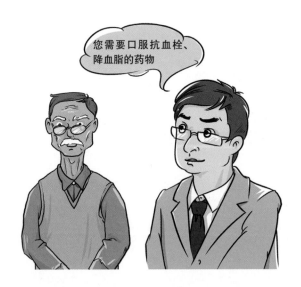

抗栓类药物　　　　　　　他汀类降脂药物

阿司匹林　　　　　　　　　　　　　　　　瑞舒伐他汀
氯吡格雷　　　　　　　　　　　　　　　　阿托伐他汀
西洛他唑
双嘧达莫

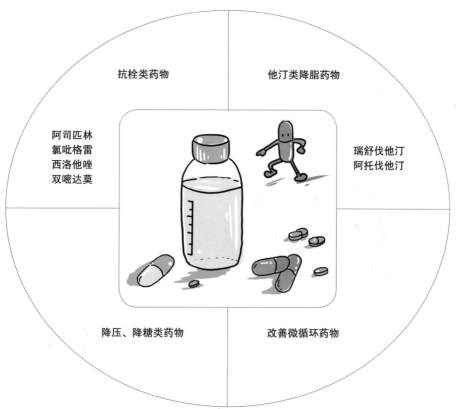

降压、降糖类药物　　　改善微循环药物

特别提醒：

★ 合并有高血压的患者，血压控制目标应该＜130/80mmHg；合并有糖
尿病的患者，血糖水平应控制在6.1~10mmol/L。

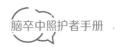

18 药物的常用药量是多少？服药时间是何时？

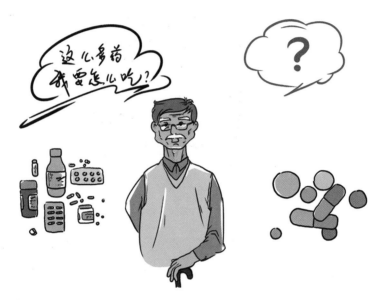

（1）抗栓药物

阿司匹林：普通阿司匹林在餐后服用，阿司匹林肠溶片建议在餐前30分钟服用，如果早餐前服用有胃肠道反应，可尝试在夜间睡前服药。一般每日1次，每次1片。

氯吡格雷：一般每日1次，每次1片。

西洛他唑：每日2次，每次1~2片。

（2）他汀类药物

药量与方法：每日1次，每次1~2片，早晨服用或睡前服用均可。

（3）降糖、降压药物

降糖药物：应按照专科医生指导的服用剂量规律服药，血糖应尽量维持在6.1~10mmol/L。

降压药物：每日晨起定时口服降压药物，血压尽量控制在130/80mmHg以下。

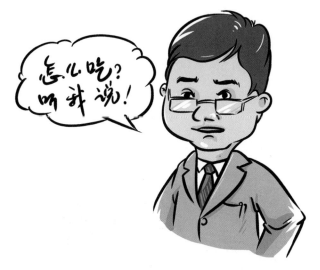

（4）改善微循环的药物

银杏叶片：每日3次，每次1~2片。

盐酸氟桂利嗪：每天睡前1次，每次1片。

甲磺酸倍他司汀片：每日3次，每次1~2片。

特别提醒：

★ 降脂药和抗血小板的药物可以同时服用，不会发生化学反应。

★ 拜阿司匹林对于有动脉硬化且无用药禁忌证的人群，尽量终身服用。

★ 在使用抗栓药物过程中，需要密切观察牙龈、皮肤黏膜有无出血倾向，
   且需定期到医院检查凝血指标。

★ 服用他汀类药物前需检查肝功能、血脂、肌酸激酶，且用药3个月后应
   复查；若复查结果正常，则可长期服用。

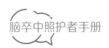
 服用抗凝或抗血小板聚集药物的注意事项是什么？

（1）遵医嘱在正确时间服用正确剂量的药物，规律服药，勿随意增减或停药。

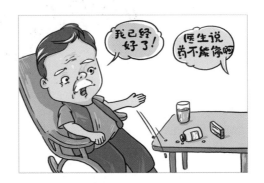

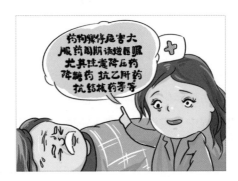

（2）密切观察患者服用抗凝药物后的出血征象，如流鼻血、牙龈出血、黑便等，如有异常，及时就诊。

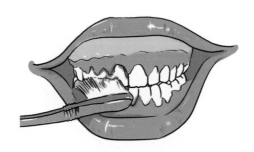

（3）根据患者肝肾功能、电解质情况以及实际经济情况制订科学的用药方案。

（4）注意某些食物和药物对抗凝药物药效的影响。如食物中芹菜、甘草、洋葱、茴香可增强药效，人参、绿茶及低糖高蛋白饮食会降低药效；药物中大环内酯类和喹诺酮类抗生素、甲硝唑等可增强药效，维生素K、利福平等会降低药效。

特别提醒：

★ 服用抗凝药物应定期监测国际标准化比值（INR）。建议刚出院服用华法林的患者每周检测1次INR，直至INR稳定后建议1个月检测1次，半年后2~3个月检测1次；若有出血倾向或其他不适，应及时返院复查。如健康或饮食有变化或增用1种药物，应相应增加INR的检测次数。计划妊娠的妇女应在医生的指导下优生优育，保证母婴安全。

★ 服用抗凝药物在获益的同时也面临风险，如药量过大则有可能发生出血事件，药量过小则有可能发生缺血事件。若患者出现消化道大出血或肺栓塞等危急情况，应迅速拨打120。

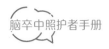
20 服用降压药物的注意事项是什么？

（1）遵医嘱长期服药，优先使用长效降压药，联合用药最佳；同时配合生活方式的改变，如控制食盐的摄入量，多吃蔬菜水果，控制体重，戒烟限酒，身体情况较佳者建议参加中等强度的有氧运动，如游泳、慢跑、骑车等。

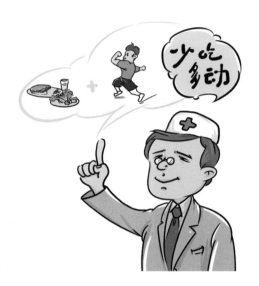

（2）定时规律服药，勿随意增减药物剂量或停药。若药物漏服，不可将忘记的药物与下次药物一同服用，避免血压降得过低过快。不可追求短期降压，长期平稳控制血压最佳。

（3）定期监测血压。做到四定：定时间、定部位、定血压计、定体位，即每天使用同一血压计在相同的时间测量患者同一姿势和部位的血压值。

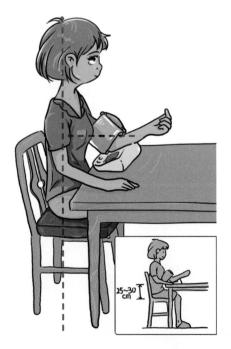

25~30
cm

（4）降压药物应放置在密闭的容器内保存，随时检查药物的有效期，以免变质和失效而影响降压效果。

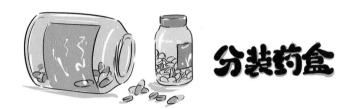

特别提醒：

★ 根据血压监测结果，定期复查，在医生的指导下及时调整用药方案。

★ 若服用降压药物出现眩晕等血压过低的症状，应帮助患者立即坐下或平卧休息，保护患者安全，密切观察血压变化；若患者服药后出现恶心、呕吐、气短和视力模糊等血压过高的情况，应及时就医。

21 服用降糖药物的注意事项是什么？

一、常用降糖药物

药物种类	作用机制	常用药物	服用方法	服药注意事项
磺脲类	刺激胰岛 β 细胞分泌胰岛素，增加体内胰岛素水平	格列喹酮、格列苯脲等	餐前或进餐时服药	易引起低血糖
非磺脲类促胰岛素分泌剂（格列奈类）	刺激胰岛素的早时相分泌	瑞格列奈、那格列奈等	餐前15分钟或进餐时服药	主要用于控制餐后血糖，不进餐不服药
双胍类	增加外周组织对葡萄糖的摄取和利用，改善胰岛素的敏感性，减轻胰岛素抵抗	二甲双胍	餐前或餐后服药	易产生胃肠道反应
噻唑烷二酮类	增强靶组织对胰岛素的敏感性，减轻胰岛素抵抗	罗格列酮、吡格列酮	与进食无关（相对固定时间）	易出现水肿、体重增加
α-糖苷酶抑制剂	抑制小肠黏膜的 α-糖苷酶，延迟碳水化合物的吸收	阿卡波糖、伏格列波糖	与第一口饭同时嚼碎吞服	用于食用碳水化合物者。若出现低血糖反应，应直接给予葡萄糖等单糖口服或静脉注射
DPP-4抑制剂	抑制DPP-4升高内源性GLP-1水平，GLP-1以葡萄糖浓度依赖的方式促进胰岛素分泌	磷酸西格列汀片、沙格列汀片	与进食无关（相对固定时间）	对体重的作用为中性或增加
SGLT2受体抑制剂	抑制尿液葡萄糖重吸收，促进肾脏葡萄糖排泄	达格列净、恩格列净	每日一次口服（通常早晨），餐前或餐后	生殖泌尿系统感染

二、注意事项

（1）按医嘱服药，药物服用剂量、频率、时间均严格遵照医嘱进行，不可擅自更改。

（2）注意监测血糖，若血糖控制不稳定要及时就诊，调整用药方案。

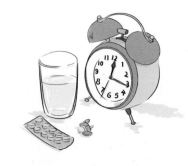

（3）虽已服用降糖药，适量运动和控制饮食仍然是控制血糖的必要条件，需坚持。

（4）注意观察降糖药的不良反应，如磺脲类易出现低血糖反应，二甲双胍类易出现胃肠道反应。

（5）学会观察低血糖反应，如有心慌、面色苍白、出汗，四肢冰冷、强烈的饥饿感等自主神经过度兴奋表现，或精神不集中、反应迟钝、头晕、步态不稳等脑功能障碍表现，则可能是发生了低血糖。

（6）随身携带糖果、饼干等快速升血糖的食物，以便出现低血糖症状时缓解症状。

（7）检测血糖的频率和时间需与医生商量后确定，一般常检测空腹血糖（禁食8~10小时）和餐后2小时血糖（从第一口饭开始计时），频率应根据血糖具体波动情况确定。

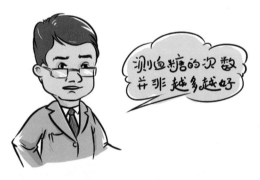

测血糖的次数
并非越多越好

（8）随身携带写有糖尿病病史和家人联系电话的卡片，以便出现意外情况时能及时得到他人的帮助。

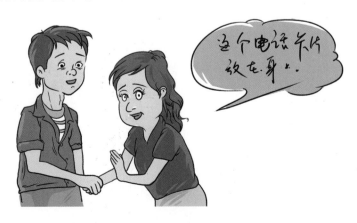

这个电话卡片
放在身上。

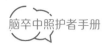
22 服用降血脂药物的注意事项是什么？

一、常用降脂药物

药物种类	作用机制	常用药物	适应证	注意事项
他汀类	抑制胆固醇的生物合成，降低低密度脂蛋白，减少甘油三酯的合成和分泌	可定、立普妥	高胆固醇	小剂量开始，推荐晚上服用，不宜与贝特类合用；有轻度胃肠道反应、头痛、他汀类相关性肌病等不良反应
贝特类	增加脂蛋白酯酶活性，降低血中甘油三酯水平；通过抗凝、抗炎达到抗动脉粥样硬化的作用	安妥明、氯贝特、非诺贝特	高甘油三酯	推荐早上服用，短期服用副作用轻微，长期服用可使胆结石发生率升高，易引起胃肠道反应、恶心、腹泻、肝肾受损等
烟酸类	降低游离脂肪酸水平，抑制甘油三酯活性，使脂肪组织中的脂解作用减慢	B族维生素、乐脂平	广谱降脂	一般不单独使用，会引发颜面潮红、瘙痒皮疹、胃肠道反应等
胆酸螯合剂	阻止胆酸、胆固醇在肠道吸收，促进胆固醇降解	降胆宁、消胆胺	适用于大部分高胆固醇血症	不良反应有胃肠道反应、恶心、便秘、腹泻等
胆固醇吸收抑制剂	抑制外源性吸收胆固醇途径	依折麦布	显著降脂	安全性和耐受性良好，用于单独应用他汀类血脂不能达标或肝功能异常的患者

二、注意事项

（1）降血脂药物不良反应的发生因人而异，建议大家在选择药物时听从医生的建议，并在医生的指导下做适时性的调整，减少剂量，暂停服用或更换药物。

（2）服用降脂药物的同时应坚持调整饮食，多吃蔬菜和

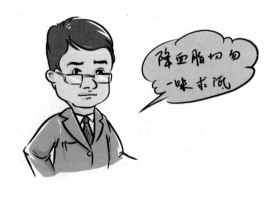

降血脂切勿一味求低

鲜果，少吃肥肉等油腻食物，少饮酒，改善生活方式，进行体育锻炼，以增进药物的疗效。

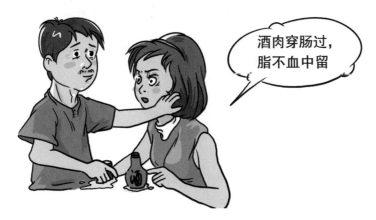

酒肉穿肠过，脂不血中留

（3）不能太心急，要坚持长期服药。选对用药时间，推荐贝特类在早上服，他汀类在晚上服，易引起胃肠道反应的药餐后服。根据用药种类和剂量的不同，见效时间有所差异。通常服用1~2月降血脂药会产生最大的降脂作用，若停服，血脂又会恢复到治疗前的水平。

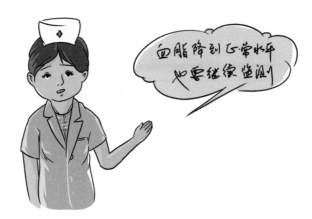

血脂降到正常水平也要继续监测

（4）血脂是血浆中所有中性脂肪的总和，因此关注血脂应综合观察各指标是否异常，通常清晨空腹采血。

动脉粥样硬化性心血管疾病一级预防人群血脂指标合适水平参考范围为：

TC（总胆固醇）＜5.2mmol/L

TG（甘油三酯）＜1.7mmol/L

LDL-C（低密度脂蛋白胆固醇）＜3.4mmol/L

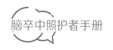

高危人群的血脂管理应更加严格。

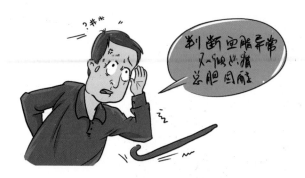

三、常见服用降血脂药物的三大误区

（1）一味强调降脂，以为血脂降的越低越好。

（2）血脂稍微升高就赶紧进行降脂治疗。

（3）认为高血脂患者应零脂饮食，油、肉、蛋一概不碰。

误区解读：降血脂切莫一味求低，降得过低同样危害健康，因为血脂也是维持机体正常代谢的必需物质。血脂降到正常水平，并不等于患者就一定健康，还需要结合患者整体情况综合判断。血脂处于边缘水平，也不代表患者身体一定有问题。部分高血脂患者过度忌口，以致生活质量下降，甚至出现营养不良。应提醒患者在饮食上对胆固醇的摄入要量出为入，通过运动与消耗，做到动态平衡。

23 服用抗癫痫药物的注意事项是什么？

（1）单一用药，不首先联合用药；在混合型发作或单一用药失败时，可考虑联合用药，但应注意个体的差异。

（2）药物剂量从常用量低限开始，逐渐增至发作控制理想而又无严重毒副作用为宜。

（3）如原抗癫痫药选择欠妥，则需更换另一种新抗癫痫药；新换的抗癫痫药用至维持量时，如发作停止，再缓慢撤掉原来的抗癫痫药。

（4）对于儿童、妇女、老年患者等特殊人群用药需要考虑患者的特点。

①儿童癫痫患者：儿童一律按体重计算药量，但是大剂量不应该超过成人剂量；应定期监测药物浓度，适时调整药物剂量。

②女性癫痫患者：对于有生育计划的女性癫痫患者，选择对病情最有效且耐受性最好的药物。在病情允许的情况下，尽可能使用低剂量单药治疗；或尽量减少用药的种类，将致畸率高的药物换成较安全的药物。如果患者已经妊娠，就不再主张调药，应注意对患者容貌的影响。

③老年癫痫患者：应尽可能缓慢加量、维持较低的有效治疗剂量，加强必要的血药浓度监测；应注意服用其他非抗癫痫药物的情况；建议尽可能避免使用有肝药酶诱导作用的抗癫痫药物，并可补充维生素D和钙剂。

（5）对于治疗困难的癫痫综合征及难治性癫痫，建议转诊至癫痫专科医生诊治及考虑手术治疗。

（6）停药原则：癫痫控制后，不可自行随意减停药物，应在医师指导下逐渐减停药物。停药过程应缓慢，多药联合治疗的患者每次只能撤掉一种药物；并且撤掉一种药物之后，至少间隔1个月再撤另一种药物。

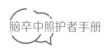
24 如何预防缺血性脑卒中？

（1）从小做起，养成健康生活的好习惯。

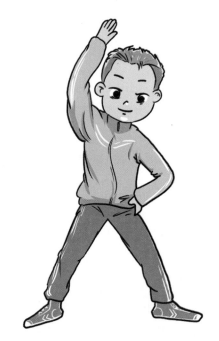

（2）定时查体，及时发现发病的危险因素。

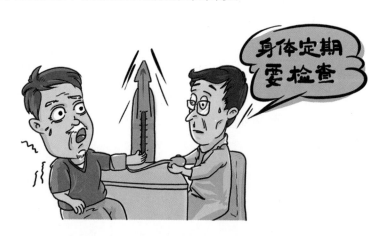

（3）饮食应低盐、低脂、种类多样化，配比合理，戒烟限酒。

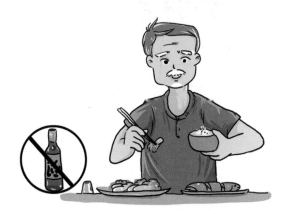

（4）适当锻炼，制订个体化有氧运动方案，控制身体质量指数（BMI）。

（5）高血压患者要遵医嘱长期规律服用降压药，应定期监测血压，忌自行调药或停药。

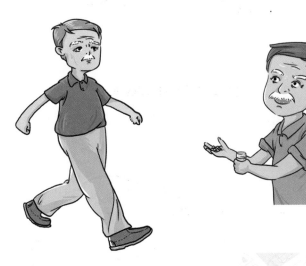

（6）糖尿病患者应控制饮食，加强锻炼，遵医嘱用药，严格控制血糖。

（7）血脂异常者，通过改变生活方式，或服用他汀类药物治疗；服药期间定期监测肝功能、肾功能和血脂。

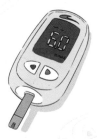

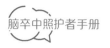

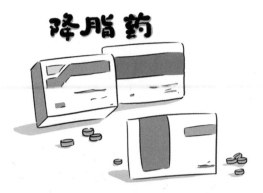

（8）高同型半胱氨酸者，应补充叶酸、维生素B$_6$以及维生素B$_{12}$，可降低同型半胱氨酸水平，降低发病率。

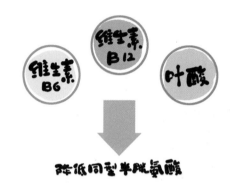

（9）口服抗血小板药物和抗凝药物者，应警惕皮肤、黏膜以及其他部位出血倾向。

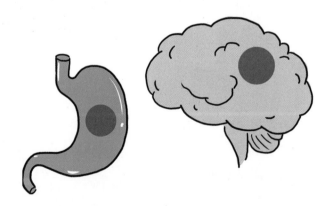

25 如何预防高血压性脑出血？

（1）控制血压，规律服药，保持血压稳定。

（2）保持情绪稳定，避免情绪过度激动。

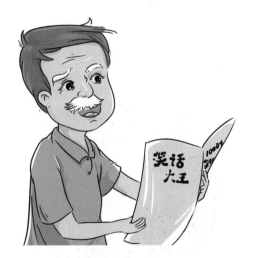

（3）提倡健康的生活方式，生活规律，保证充足睡眠，避免过度劳累和突然用力过猛，保持大便通畅。

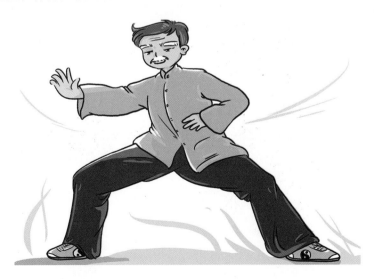

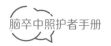
（4）糖尿病患者严格控制饮食、加强体育锻炼，必要时进行药物治疗。

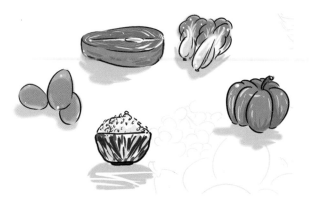

（5）肥胖者应控制体重。

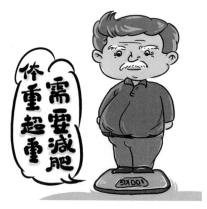

（6）每日饮食种类多样化，忌暴饮暴食，限制食盐摄入量，戒烟限酒。

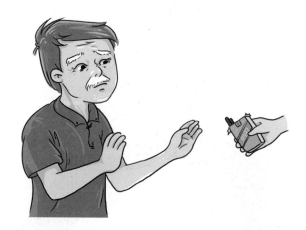

26 脑卒中患者需要复查哪些项目？

（1）抽血化验：血常规、肝功能和肾功能、血脂、血糖、同型半胱氨酸等。

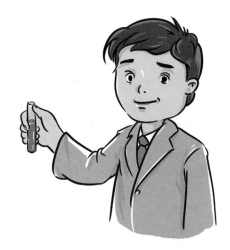

（2）仪器检查：颈动脉超声检查及经颅多普勒超声（TCD）、CTA等检查。

（3）监测血压。

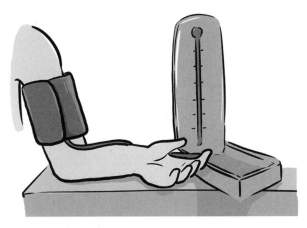

（4）有新的症状或者原有症状加重，需检查头颅CT、MRI、扩散加权成像（DWI）等。

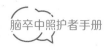
27 脑卒中患者出院多长时间应该复查？

脑卒中患者出院后，可以在 1 个月、3 个月、6 个月和 1 年时去复查。如果有不适感，随时去医院检查。

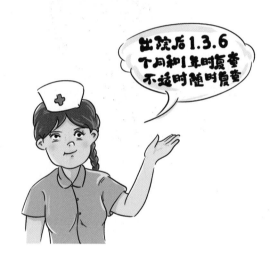

28 发生首次脑卒中后会复发吗？

（1）脑卒中的特点之一就是容易复发。

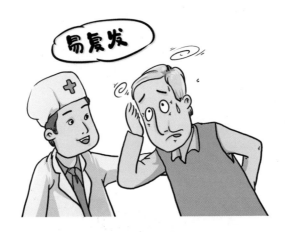

易复发

（2）研究显示，我国缺血性卒中1年复发率为16%，5年复发率高达33%。

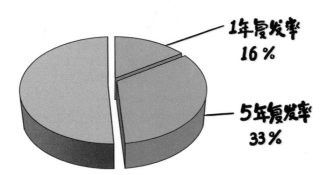

1年复发率
16%

5年复发率
33%

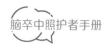
（3）脑卒中一旦复发，病情将更加严重，卒中后遗症也会加重，甚至会导致患者死亡。

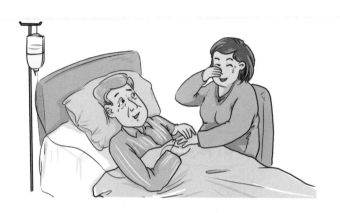

（4）有效的二级预防是减少脑卒中复发和死亡的重要手段。

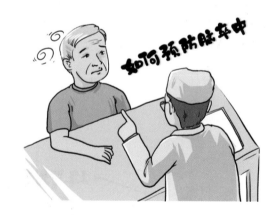

㉙ 如何预防脑卒中复发？

预防脑卒中复发需遵医嘱，选择合理的药物长期规律服用，并积极控制危险因素，改变不良的生活方式。

（1）抗血小板药物：能显著降低缺血性卒中的发生率，服药期间注意观察有无出血倾向。

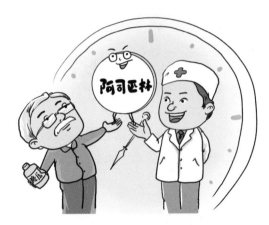

阿司匹林

（2）调节血脂药物：在医生指导下个体化应用降脂药物，并定期监测肝、肾功能及肌酶情况。

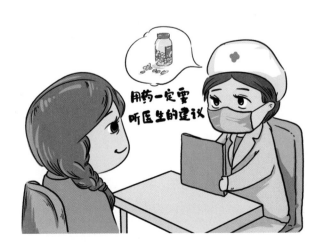

用药一定要听医生的建议

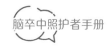
（3）抗高血压药物：遵医嘱规律应用降压药物，将血压控制在目标范围内，保持血压处于平稳达标状态。

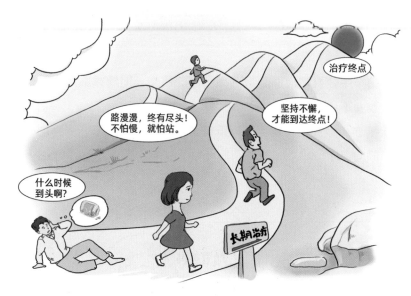

（4）控制危险因素，养成健康的生活方式：合理饮食，戒烟限酒、适量运动、情绪稳定、规律作息等是预防脑卒中的关键因素。

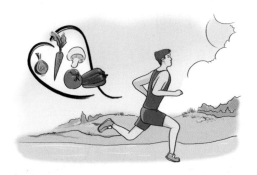

特别提醒：

★ 以上为预防缺血性卒中的措施。

★ 出血性卒中主要以控制血压为主，积极控制危险因素，不能服用抗血小板药物。

30 脑卒中患者有必要每年输液"保养"吗？

（1）目前还没有科学研究来证明输液预防的方法是有效的。

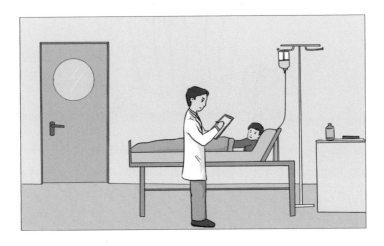

（2）预防性输液只能暂时降低患者血液黏稠度，并不能永久性地疏通血管，也不能消除动脉斑块。

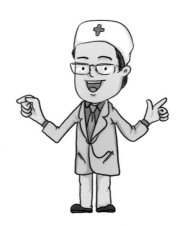

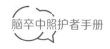

（3）盲目输液可能会增加患者发生输液反应和感染的机会，还可能会发生严重过敏等不良事件。

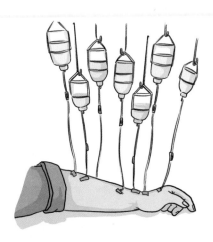

（4）改变不良的生活方式，调控好血压、血脂、血糖，才是预防脑卒中的有效措施。

31 脑卒中复发的危险因素有哪些？

（1）高血压：是脑卒中最重要的危险因素，遵医嘱规律服用降压药物，保持血压平稳达标。

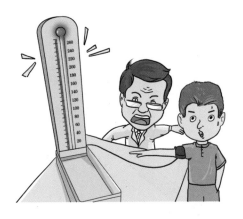

（2）脂代谢异常：降低胆固醇水平可以减少缺血性卒中的复发。

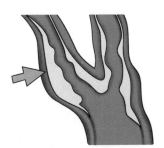

脂代谢异常
及动脉粥样硬化

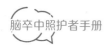
（3）糖代谢异常和糖尿病：积极控制血糖水平，制订个体化的血糖控制目标。

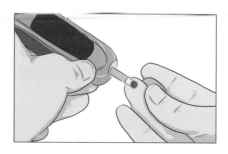

（4）房颤或其他心脏病。

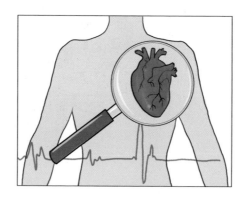

（5）高同型半胱氨酸血症：高同型半胱氨酸血症可使脑卒中的发病风险增加2倍左右。

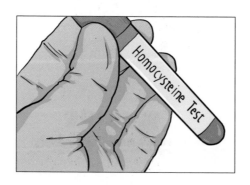

32 患者的功能障碍能不能完全恢复？

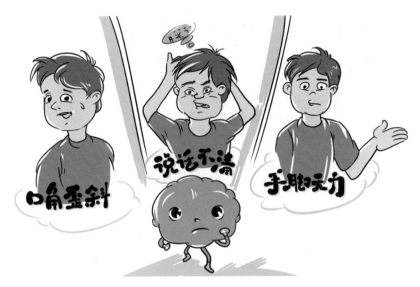

（1）脑卒中后因脑损伤的部位、大小、性质的不同，会造成不同程度的运动、感觉、认知、语言、吞咽等多方面功能障碍。

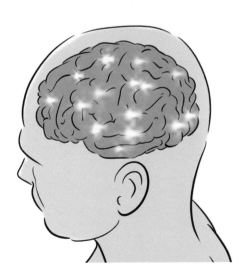

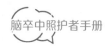
（2）中枢神经在损伤后具有在结构上和/或功能上重组的功能，重组后的神经功能可通过反复的学习和训练得到提高。

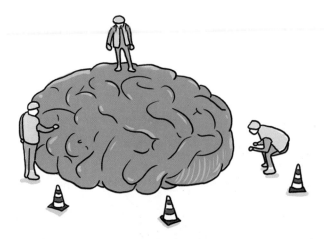

（3）有效的康复能够加速康复的进程，减轻功能上的残疾，但功能障碍恢复的速度和程度因人而异。

特别提醒：

★ 脑卒中患者中有70%~80%留有不同程度的功能障碍。

★ 脑卒中的康复是经循证医学证实可降低致残率的有效方法。

33 脑卒中患者康复治疗的方法有哪些？

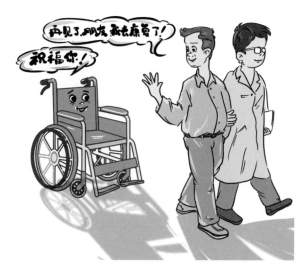

（1）运动障碍康复

通过被动活动、正确体位摆放、躯干肌训练、坐位平衡训练、站位平衡训练、行走能力训练、日常生活活动训练等，改善患者的运动能力。

（2）感觉障碍康复

通过感觉功能评定判断有无感觉障碍及感觉障碍的分布、性质和程度，运用触觉、温度觉、本体感觉等刺激，促进感觉功能恢复。

（3）认知障碍康复

通过认知功能评定判断认知功能障碍的类型，给予针对性的康复训练，使患者保持现有的认知功能，延缓功能衰退。

（4）语言障碍康复

通过感觉刺激、语言肌训练、呼吸训练、发音模式训练等，鼓励患者进行语言表达，指导其会话和朗读训练，改善患者的理解、读、写能力。

（5）吞咽障碍康复

通过检查判断患者吞咽障碍的程度，采取肌力强化、摄食训练、体位选择

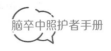

等训练方法，改善患者的吞咽功能。

（6）心理障碍康复

通过心理治疗、药物治疗等方法进行干预，帮助患者建立心理康复系统，使患者达到理想的心理、身体和社会功能状态。

特别提醒：

★ 脑卒中康复治疗可以最大限度地促进功能障碍的恢复，减轻后遗症，强化和发挥残余功能，通过代偿替代工具，帮助患者生活自理，回归社会。

★ 脑卒中患者需要接受整体、正规、程序化的康复治疗。

---

34 脑卒中患者什么时候开始康复锻炼最好？

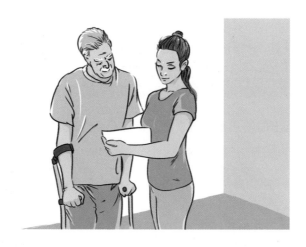

（1）脑卒中患者的康复应从急性期开始。早期实施康复治疗，能最大限度地减轻残疾的程度，改善大脑功能，提高生存质量。

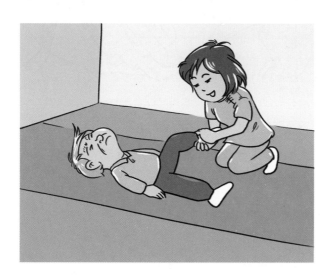

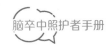
（2）一般在脑卒中发生后生命体征稳定、神经功能缺损症状不再发展后48小时，开始康复治疗。

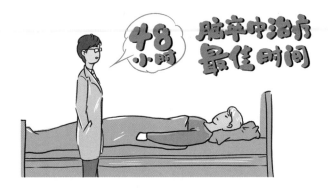

（3）对于脑出血的患者，应在原发病治疗后遵医嘱进行康复训练。

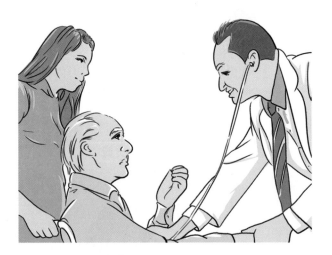

特别提醒：

★ 早期科学合理的康复治疗能提高中枢神经系统的可塑性。

★ 早期康复训练必须保证有效、安全。

35 什么是良肢位？为什么要进行良肢位摆放？

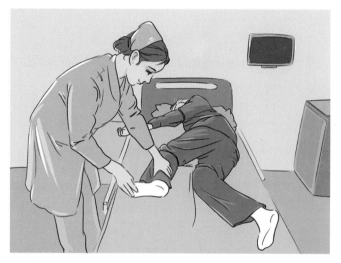

（1）偏瘫患者典型的痉挛姿势表现为上肢肩下沉后缩、肘关节屈曲、前臂旋前、腕关节掌屈、手指屈曲，下肢为外旋、髋膝关节伸直、足下垂内翻。

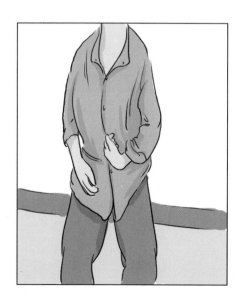

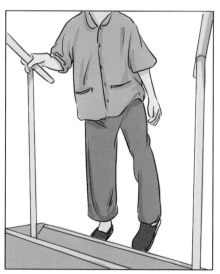

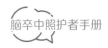

（2）良肢位是指为防止或对抗痉挛姿势的出现，保护肩关节及早期诱发分离运动而设计的一种治疗体位。

（3）良肢位摆放可以预防和减轻痉挛模式的出现，预防肩关节半脱位、肢体肿胀和软组织挛缩等并发症。

特别提醒：

★ 良肢位是一种治疗性体位，是急性期治疗中的重要环节。

★ 自发病的第一天即应开始正确的体位摆放，且要贯穿偏瘫后的各个时期。

36　如何为脑卒中患者进行良肢位摆放？

（1）患侧卧位是患侧在下健侧在上的侧卧位，该体位使患侧躯干处于伸展状态，可增加对患侧的感觉刺激输入，减少痉挛的发生，是最有助于病情恢复的体位。

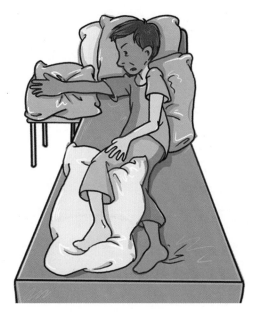

1）患侧卧位：头部患侧置于高度约为 10~12cm（与一侧肩膀同高）的软枕上。

2）上颈段轻度前屈，躯干轻度后旋，后背垫靠软枕以防躯干后仰。

3）患肩前伸（将患侧肩胛骨向前上方拉出，使肩胛骨着床负重，避免肩关节受压和肩胛骨后缩），上肢前伸与躯干的角度不小于90°，肘关节伸直，前臂旋后，掌心向上，腕关节自然背伸，指关节伸展。

4）患侧下肢髋关节略后伸，膝关节微屈。

5）健侧上肢自然放置于体侧，健侧髋、膝关节屈曲，下垫软枕支撑，以防过度压迫患肢。

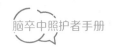
（2）健侧卧位是健侧在下患侧在上的侧卧位，该体位避免了患侧肩关节直接受压可能造成的损伤，并且便于康复操作，是最舒适的体位。

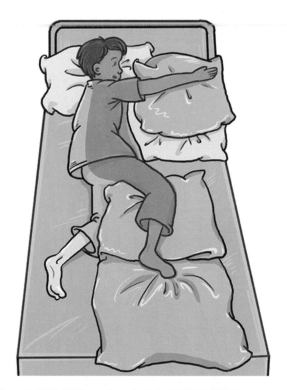

1）健侧卧位：头部健侧置于软枕上（高度同患侧卧位）。

2）躯干与床面呈直角，胸前放置一略高于躯干高度的软枕，患侧上肢充分前伸放于软枕上，将患侧肩胛骨向前上方拉出，肩关节前屈100°左右，肘伸直，腕背伸，掌指关节和各指间关节伸展；软枕长度应超过手指，以防止腕关节呈掌屈状态垂于软枕边缘，造成手部和上肢的肿胀与疼痛。

3）患侧下肢髋、膝关节屈曲呈迈步状放置在身体前方的软枕上，患足应由软枕给予良好支持，以防止踝关节悬于软枕边缘，造成足内翻下垂。

4）健侧上肢自然舒适放置在体前；下肢轻度屈髋屈膝，自然放置。

（3）仰卧位是发病初期不能耐受其他体位时应用的过渡体位，不提倡长时间采取仰卧位。

1）仰卧位：头置于枕头上呈正中位，躯干平直。

2）患侧肩胛骨下放置枕头使其前伸，肩关节轻度外展(约30°或一拳远)；

上肢放于体侧软枕上，远端比近端略抬高利于血液回流，肘关节伸展，腕关节背伸，指关节伸展。

3）患侧臀部和大腿下面垫置软枕或砂袋，使骨盆向前并防止患腿外展外旋；膝下放置软枕使其轻度屈髋屈膝。

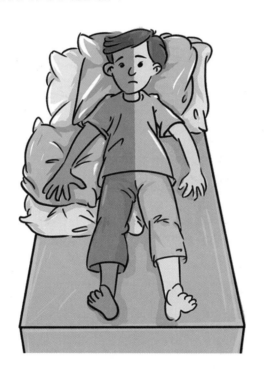

特别提醒：

★ 各种卧位在患者软瘫阶段可在足底放置沙袋或枕头，帮助维持踝关节背屈90°，防止踝关节松弛性足下垂的发生。

★ 痉挛阶段，足底部避免直接接触任何支撑物，以防因阳性支撑反射引起足下垂。

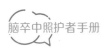

 37 如何对脑卒中患者进行语言康复训练？

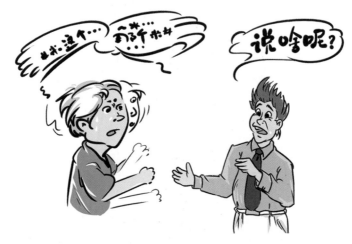

当对脑卒中患者进行语言康复训练时，需要做好以下几件事。

（1）言语障碍包括失语症和构音障碍。失语症的训练包括：发音、命名、听理解、阅读、书写训练等。构音障碍的训练包括：呼吸训练、语音训练、言语节奏训练等。

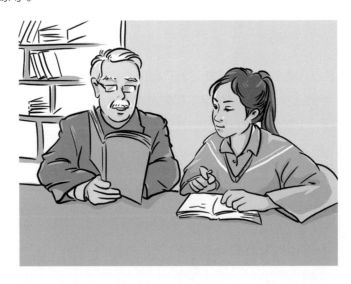

（2）发音器官的训练：包括唇、舌及软腭的训练，如张口、伸舌、龇牙等。

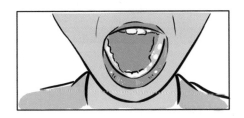

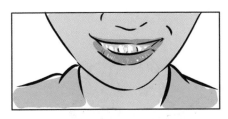 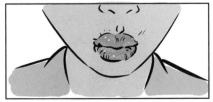

（3）呼吸和发音训练：可用吸管吹气泡、吸管吸纸片、一口气数1~10、唱歌等。

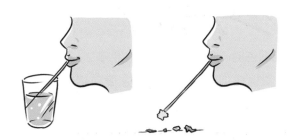

1 2 3
1 2 3 4 5
1 2 3 4 5 6 7
1 2 3 4 5 6 7 8 9

（4）看图、理解训练：使用图片或物件进行训练。

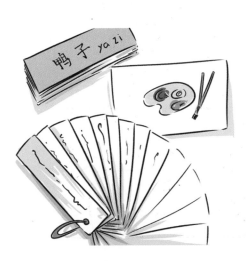

特别提醒：

★ 环境安静，精力集中，交流时言语要缓慢，语调平稳，交流语言由浅入深，循序渐进，多予表扬和鼓励。

★ 每日训练时间应根据患者的具体状态决定，状态差时应提前结束，状态好时可适当延长时间，每次20~30分钟。

38 如何对脑卒中患者进行吞咽功能训练？

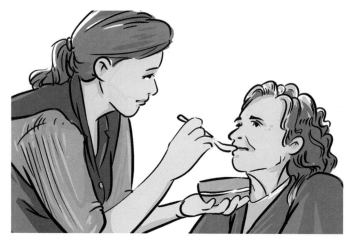

当对脑卒中患者进行吞咽功能训练时，需要做好以下几件事。

（1）吞咽训练包括间接训练和摄食训练，间接训练主要包括口轮匝肌训练、舌运动训练、咽喉运动训练、冰刺激等方法。

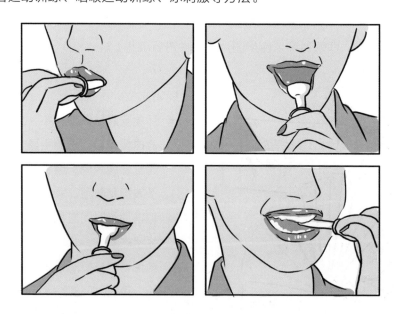

（2）摄食训练时患者取坐位或至少30°仰卧位，头部前屈，肩部以枕垫起，选择不易松散、易咀嚼的食物形态。

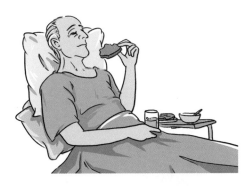

（3）食物尽量放在口腔健侧颊部，先以3~5毫升少量试之，再逐渐增加至不超过20毫升；注意进食速度不宜快，避免2次重复入口。

（4）选择适宜喂食的方便餐具。

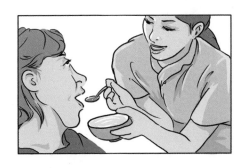

勺：面小，浅，柄长

碗：口平，宽，浅

杯子：切口杯

特别提醒：

★ 进食环境安静，避免在进食时与其交谈；

★ 进食前后注意清洁口腔；

★ 观察患者有无呛咳或误吸，如出现呛咳，应立即停止进食，低头弯腰，迅速清除食物。

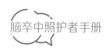

39 如何对脑卒中患者进行肢体功能锻炼？

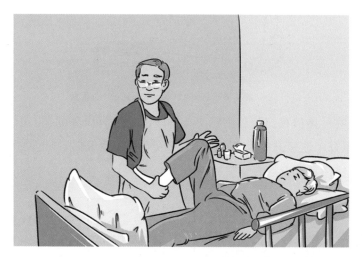

当对脑卒中患者进行肢体功能锻炼时，需要做好以下几件事。

（1）体位摆放：鼓励患侧卧位、适当健侧卧位、少用仰卧位，2小时变换一次体位。

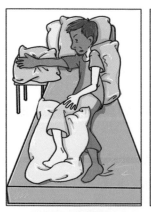
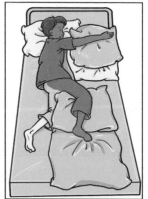
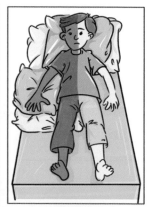

患侧　　　　　健侧　　　　　仰卧

（2）按摩患肢，进行被动运动，从大关节到小关节，循序渐进，每天2~3次。

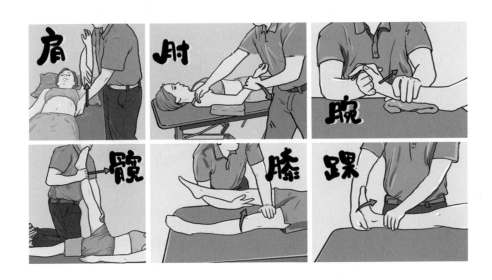

（3）主动运动恢复后，进行摆肩、摆髋、翻身训练、桥式运动等主动运动。

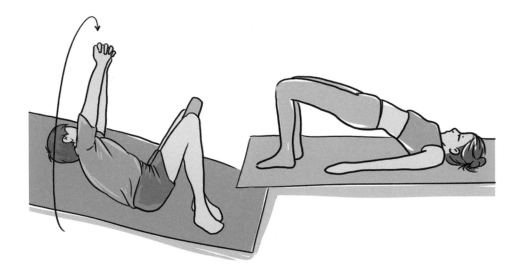

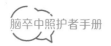
（4）正确使用手杖、步行器、轮椅、支具等辅助器具，充分训练健侧的代偿功能。

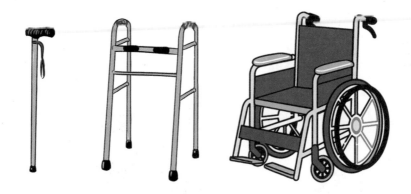

特别提醒：

★ 活动关节时应缓慢、柔和，但要有力、有节律性，不能使患者感到疼痛。

★ 注意劳逸结合，不使患者感到疲劳。

40 如何对脑卒中患者进行认知功能训练？

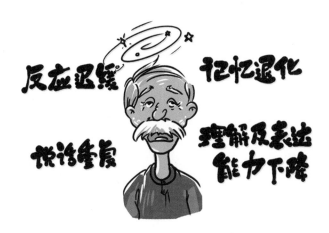

当对脑卒中患者进行认知功能训练时，需要做好以下几件事。

（1）保证交流：鼓励患者和家人的积极沟通，耐心、缓慢且每次只说一件事；当患者不愿意交谈或不耐烦时可暂停或换人交谈。

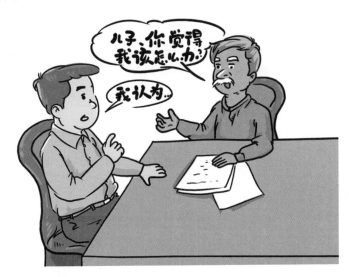

（2）使每天的活动尽可能变为常规，例如：作息时间固定，重复做一件事情，或把一些活动配对在一起重复出现，以增强行为。

（3）改造环境：如使用时钟、日历、路标，房门贴上标签，把容易遗忘的东西放在显眼或必经之地。

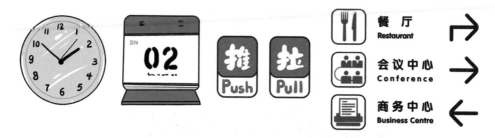

（4）防止丢失：将姓名、电话、住址、联系人等信息制成胸卡或手镯让患者随身携带，患者外出时应有家人陪同。

特别提醒：

★ 指导患者调整好节奏，保证有充足的时间，避免感觉匆忙。

★ 患者采取适当行为后，给予口头表扬、身体接触、拥抱，或提供其想要的东西，是改善症状的一种途径。

41 如何对脑卒中患者进行日常生活活动能力训练？

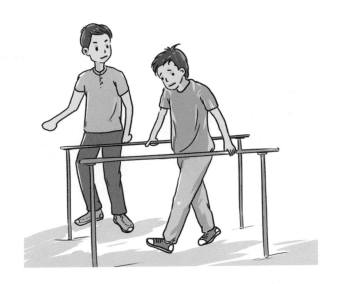

当对脑卒中患者进行日常生活活动能力训练时，需要做好以下几件事。

（1）训练内容包括：进餐、穿衣、如厕、沐浴、步行、上下楼梯等。

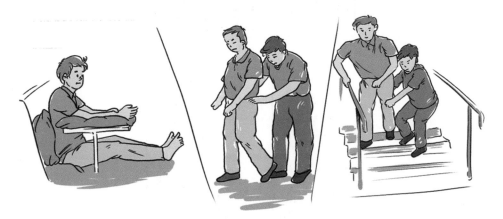

（2）穿衣指导：患者取坐位，先穿患侧肢体，后穿健侧肢体；先脱健侧，后脱患侧。穿脱鞋袜指导：患侧下肢搭在健肢上，用健手穿脱袜或鞋；可适当借助一些辅助用具。

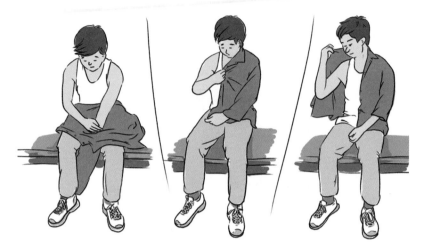

（3）上下楼梯：上楼时健肢先上，再上患肢，最后是拐杖；下楼时先下拐杖，再下患肢，最后是健肢。

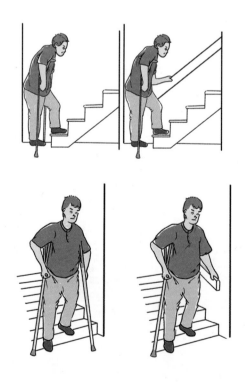

（4）训练原则和注意事项。

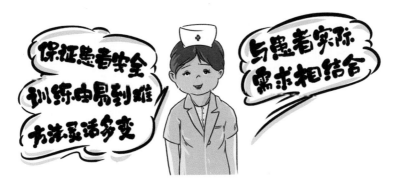

特别提醒：

★ 充分发挥患者积极性，避免包办其日常活动。

★ 选用适用的装置：如便于进食的器皿、改装的牙刷、便于穿脱的衣服等。

★ 对家庭环境做必要的改造，如走廊、台阶、厕所、浴室等。

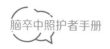
 脑卒中后吞咽困难患者经口进食时需要注意什么？

（1）在清醒及配合状态下进食，应保持环境安静舒适、避免与患者交谈和看电视。

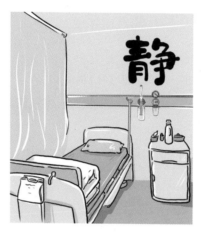

（2）容易吞咽食物的特点：密度均匀，黏性适当，不易松散，通过咽和食管时易变形且很少在黏膜上残留。

危险、难以吞咽

松脆的食物

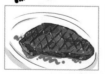
需咀嚼的食物

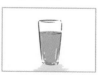
热流质食物

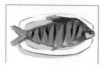
有骨的食物

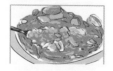
混合质地的食物

（3）选择合适的餐具。

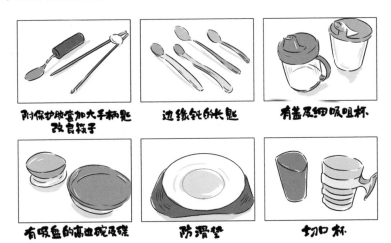

附保护胶套加大手柄匙
改良食筷子　　边缘钝的长匙　　有盖及细吸咀杯

有吸盘的高边碗及碟　　防滑垫　　切口杯

（4）尽量在坐位下进食；不能坐起者，至少采用30°半坐卧位，头稍前屈，以健侧吞咽。

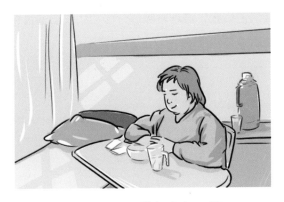

（5）一口量是多少？即最适于吞咽的每次入口量。

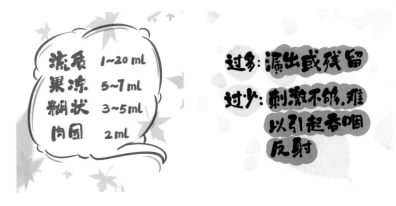

流质　1~20 ml　　过多：漏出或残留
果冻　5~7 ml　　过少：刺激不够，难
糊状　3~5 ml　　以引起吞咽
肉团　2 ml　　反射

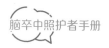
（6）注意观察进食量、耐受情况、进食速度、进食时间、有无误吸、有无食物残留等。

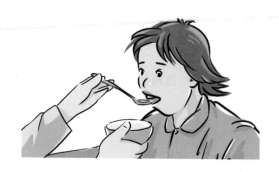

特别提醒：

★ 禁忌在平躺位进食。

★ 进食时间控制在45分钟以内。

★ 进食前后都要清洁口腔，清理呼吸道分泌物和残留的食物。

★ 进食后保持原喂食体位30分钟以上。

脑卒中后吞咽困难患者的管饲方法及注意事项有哪些？

（1）管饲包括持续留置管道（鼻胃管、胃造瘘管）管饲和间歇性经口或鼻置管管饲。

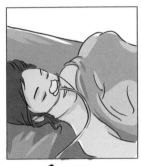

鼻胃管

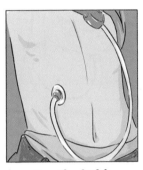

胃造瘘管

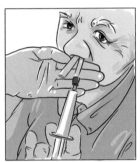

间歇性置管

（2）注食前判断管道位置：回抽胃液、把胃管末端没入水中观察有无连续气泡，或嘱患者张开口腔检查是否有胃管卷于口中（胃造瘘管不适用）。

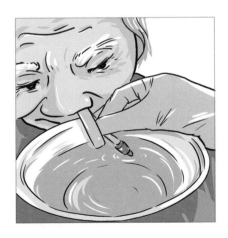

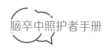
（3）注意控制进食体位、速度和每餐量（坐位或半卧位，进食后保持体位30分钟以上；每餐量根据全天总量和患者的消化吸收情况分配）。

（4）保持管道通畅（进食前后用温开水冲洗管道，选择流质食物），持续留置的管道注意妥当固定，间歇置管仕注食后拔除导管。

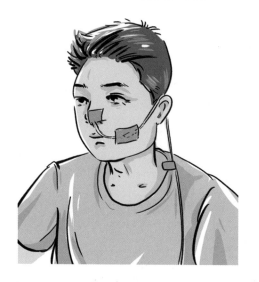

特别提醒：

★ 回抽胃液时，若发现胃液呈咖啡色，应禁食、禁饮，立即就医，警惕患者发生上消化道出血。

★ 鼻饲过程中观察有无误吸。

★ 晚上九点后禁止注食。

★ 注意口腔清洁。

★ 胃造瘘者注意胃造瘘口的护理，保持清洁、干燥、防止破溃感染。

★ 监测体重，观察营养状态。如果发现患者摄入量和消耗不平衡，应及时调整营养方案。

44 如何判断脑卒中患者是否发生了误吸？

（1）误吸是指将口咽部内容物或胃内容物吸入声门以下呼吸道的情况，分为显性误吸和隐性误吸。

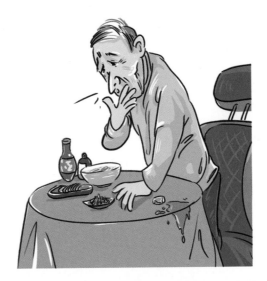

（2）显性误吸：伴随进食、饮水及胃内容物反流，突然出现咳嗽、脸色发紫，进食后声音变为嘶哑或喉中发出"咕咕"的声音。

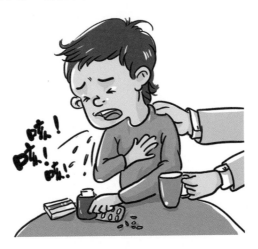

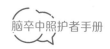

（3）隐性误吸无上述表现，往往直到患者出现吸入性肺炎时才被察觉，这种情况更危险。患者如有不明原因发热时需警惕是否有吸入性肺炎。

（4）老年吞咽障碍患者更容易在睡眠或意识障碍时发生口腔分泌物的隐性误吸。

特别提醒：

★ 误吸重在预防。照顾者在食物制作和喂食过程中要严格按培训进行，避免因喂食速度过快、量过大、食物黏稠度或进食体位不合适导致误吸。

★ 喂食过程中要时刻注意观察患者有无误吸的表现，尤其是要熟悉对隐形误吸的识别。

45 脑卒中患者发生了误吸怎么办？

（1）一旦发生误吸，应鼓励并协助患者咳嗽、咳痰，立即清除口鼻部的分泌物，不能清除时拍背协助患者尽快咳出异物。

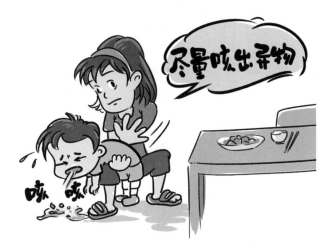

尽量咳出异物

（2）紧急情况下使用海姆立克急救法急救。

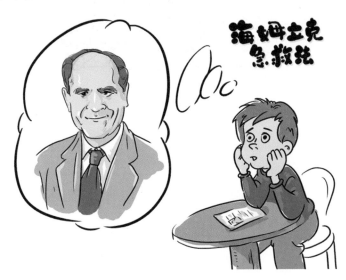

海姆立克
急救法

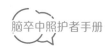
（3）意识尚清醒的患者采用立位或坐位下急救法。

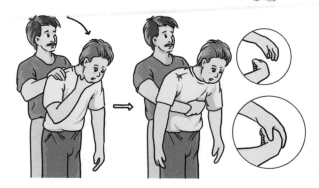

海姆立克急救法示意图

（4）昏迷倒地的患者采取仰卧位急救法。

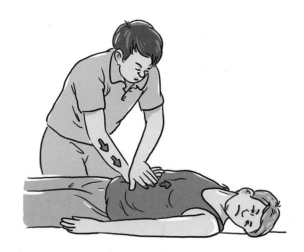

特别提醒：

★ 误吸是脑卒中后吞咽障碍最常见的并发症，会引起反复肺部感染，甚至出现窒息危及生命，一定要重视。

★ 若患者经以上处理后仍处于意识丧失的状态，应立即行心肺复苏，同时拨打120急救电话。

46 如何预防脑卒中卧床患者发生压疮？

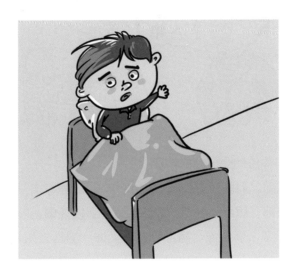

脑卒中卧床患者预防压疮需做到以下几点。

（1）每2小时帮助患者翻身一次，平卧位与侧卧位交替使用。

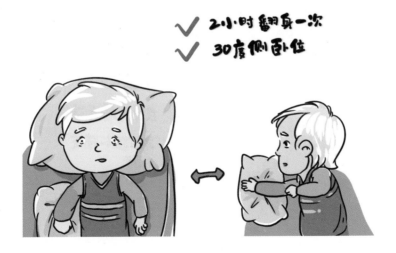

（2）变换体位时，应避免拖、拉、推等动作，减少对皮肤的伤害。

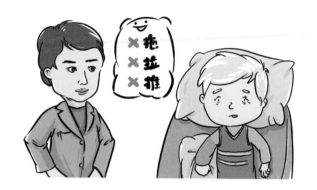

（3）注意不同体位的受压点的护理。

仰卧位：头枕部、肩胛部、肘部、骶尾部、足跟等。

侧卧位：耳郭部、肩部、肘部、髋部、膝关节内外侧、内外踝等。

俯卧位：耳郭部、面颊部、肩部、女性乳房、男性生殖器、髂前上棘、肋缘突出部、膝部、足趾等。

坐位：坐骨结节、骶尾部、足跟等。

（4）保持患者床单清洁、干燥、平整且无碎屑，患者皮肤干燥清洁。

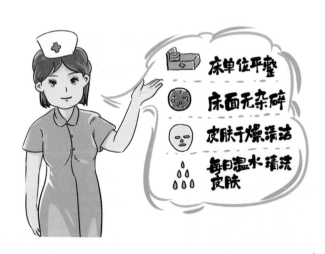

(47) 如何预防脑卒中患者发生深静脉血栓？

（1）卧床患者应多做脚部的"踝泵练习"，除睡眠外可每小时练习一次，每次练习至少5分钟。练习中如感觉疼痛明显，可减少练习的时间和次数。

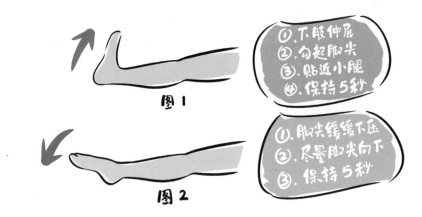

图1

① 下肢伸展
② 勾起脚尖
③ 贴近小腿
④ 保持5秒

图2

① 脚尖缓缓下压
② 尽量脚尖向下
③ 保持5秒

（2）患者卧床休息时，用软垫将整个小腿部分抬高，将足跟悬空，同时预防足跟部压疮。

× 过度屈髋
√ 用软垫

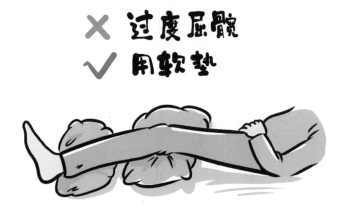

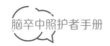
（3）身体条件允许的情况下，协助患者尽早下床活动，活动时注意保护患者。

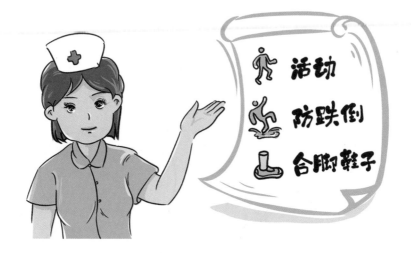

（4）患者需多吃蔬菜水果，保持大便通畅，避免久蹲、久坐及腰带过紧。

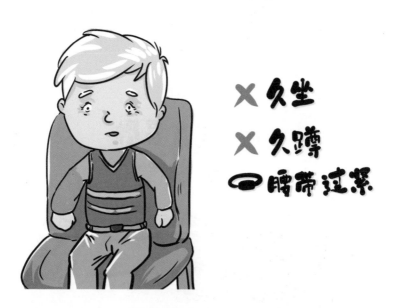

如何识别脑卒中患者发生了深静脉血栓？

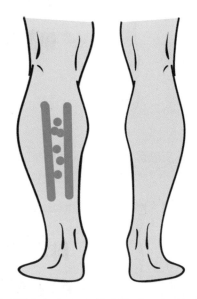

可以从下面几方面识别脑卒中患者是否发生了深静脉血栓。

（1）患肢最早表现为胀痛或剧痛，疼痛多会持久，长时间行走或站立时疼痛会明显加重。

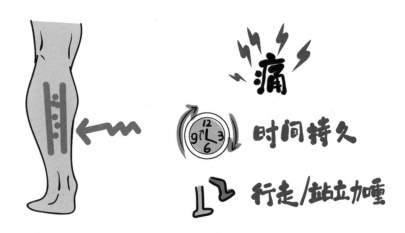

痛

时间持久

行走/站立加重

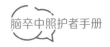
（2）患肢会出现肿胀，同一水平面的肢体围度较健侧肢体大。

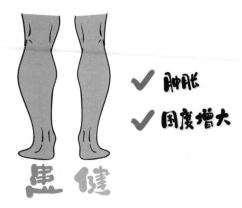

（3）患侧肢体还会出现皮肤颜色改变，肤色变红，甚至出现淤血点。

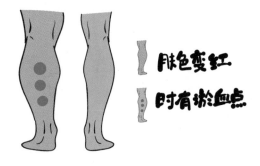

（4）患肢皮肤温度较健侧肢体高，肢体发烫。

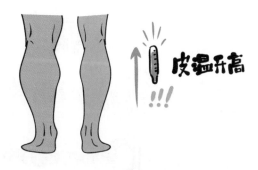

49 如何预防偏瘫患者肩痛及偏瘫侧手部肿胀？

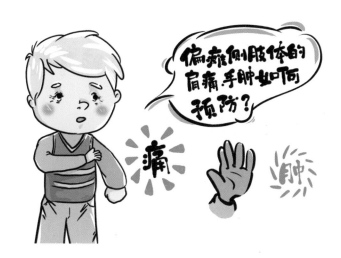

在日常生活中要注意以下几点。

（1）平躺、侧躺时，要注意良肢位摆放，避免偏瘫侧肢体受压。

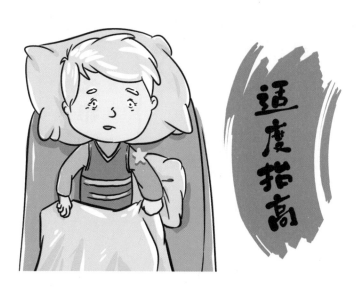

（2）坐起或站起时，要保护偏瘫侧肢体，不要使其下垂。

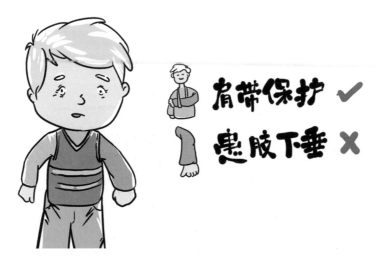

（3）避免双手高举过头，偏瘫侧肢体上举不过头，不要用力直接地牵、拉、拽偏瘫侧肢体。

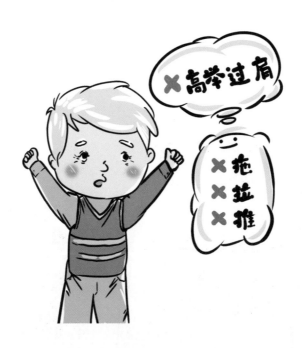

（4）避免在偏瘫侧肢体输液和测量血压等。

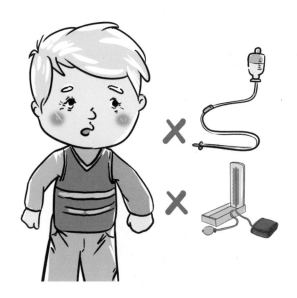

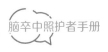
50 脑卒中患者出现尿失禁怎么办？

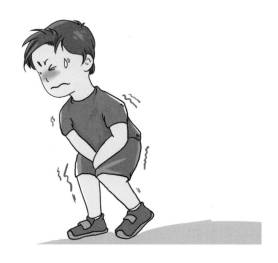

（1）用清水冲洗会阴部皮肤，避免用毛巾来回摩擦；及时更换尿垫，避免尿液对皮肤的刺激；禁止使用痱子粉。

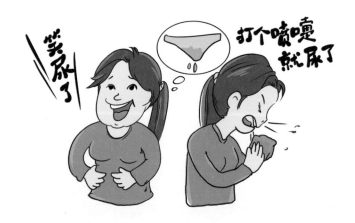

（2）平均每小时饮水 100~125 毫升，晚上 8 点后停止或减少饮水。

（3）鼓励进行康复训练：①快速、有力地收缩盆底肌肉2~3秒（类似忍尿和大便那样），然后快速放松肌肉；再收缩盆底肌并维持5~10秒，然后放松5~10秒。每次做15~30分钟。②掌心贴在患者下腹部进行顺时针按摩，时间为3~4分钟，按摩力度为弱—强—弱的循环。

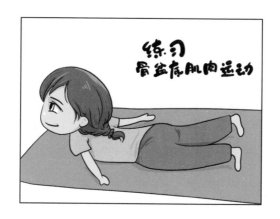

（4）定时排尿：制订排尿时间表，到了规定时间，即使不想排尿，也要尽量排空。可适当热敷会阴部、听流水声等促进排尿。

（5）延迟排尿：未到时间欲排尿，应尽量抑制排尿欲望，拖延至规定时间再排尿。

（6）出现尿失禁的患者，为了避免发生失禁性皮炎，可以使用集尿器。

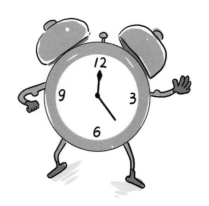

特别提醒：

★ 在打喷嚏时可做盆底肌收缩的动作。

★ 长时间无尿、下腹部膨出明显时，应警惕尿潴留的发生。应及时就医，必要时留置尿管。

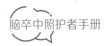
51　如何护理留置尿管的患者？

（1）尿管需妥善固定，平躺与直立时，集尿袋的高度均应低于膀胱的高度。

（2）保持引流管通畅，避免管道受压和打折。

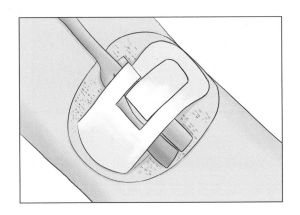

（3）在搬运患者或患者活动时注意防止牵拉尿管，防止管道脱出。

（4）保持个人卫生，早晚及排便后用温水清洗会阴部及肛门周围皮肤。

（5）每2~4小时夹闭引流管，开放5~10分钟，确保膀胱功能得到训练，以便尽早拔除尿管。

（6）当集尿袋达到2/3满时倒掉尿液，注意避免尿袋出口和收集容器接触。

（7）询问患者有无膀胱烧灼感和疼痛感，查看尿管及集尿袋中的尿液有无絮状物、浑浊或血尿，警惕发生尿路感染。

（8）适当增加饮水量，无禁忌证者饮水量可达2000~2500毫升，以产生足量的尿液来冲洗尿道，预防感染及管路堵塞。

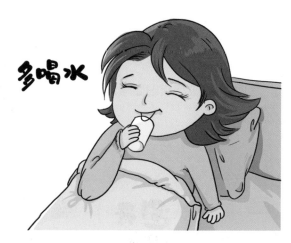

（9）长期卧床的患者还应定时更换体位，防止尿管前端结晶形成结石。

（10）定期更换导尿管和集尿袋。

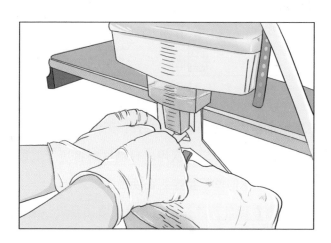

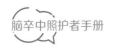
 如何预防脑卒中患者出现便秘？

（1）戒烟戒酒，避免辛辣刺激性食物。宜进食清淡、易消化、富含维生素及粗纤维的食物，且进食时应尽量细嚼慢咽。推荐的食物有橄榄油、玉米、香蕉、火龙果及酸奶等。

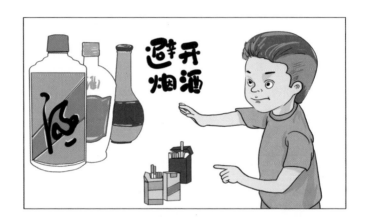

（2）保证日常饮水量达到每日2000毫升。无糖尿病者早晚可用蜂蜜30克加入300~400毫升温开水中调匀后饮用，有糖尿病者可于清晨饮用200毫升的温水或温盐水。白天饮水时间尽量控制在晚上8点之前。

（3）胃管鼻饲患者在保证营养充足的同时，增加豆浆、果蔬汁等的摄入，每日约400毫升。

（4）在家人的陪伴下，安排适量的活动如行走、腹部按摩等，以促进肠蠕动。对于卧床患者，可鼓励其经常翻身和做床上运动；下肢可活动者，进行直腿抬高、双腿蹬车运动等，这样可以增加膈肌、腹肌、肛提肌的力量，提高患者的排便能力。

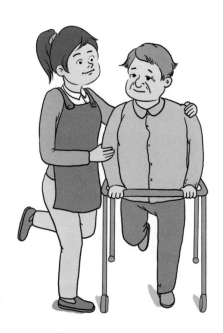

53 脑卒中患者出现便秘怎么办？

（1）卧床患者在病情允许的情况下，将患者床头抬高45°，使用床上坐便器进行排便。必要时先使用开塞露肛门塞药后，再抬高床头排便。

（2）对患者进行下腹部按摩。在患者排空小便后，取仰卧位，双下肢弯曲，放松腹部，进行顺时针按摩，每次20~30圈，每日2~3次。注意控制按摩力度，由轻渐重。在左下腹可稍微增加力度，促进粪便下行。

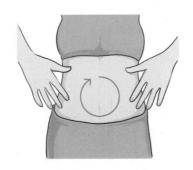

（3）培养良好的排便习惯。定时排便的时间可安排在晨起或早餐后30分钟。即使无便意也应去厕所，或放置床边或床上坐便器进行10~20分钟的排便（勿用力排便）。

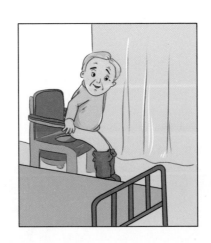

（4）一旦有便意时立即排便，切勿抑制便意。排便时最好有私密的空间，保持精神放松，并保证有充裕的排便时间。对于肢体功能障碍和有跌倒风险的患者，应注意在排便时保护其安全。

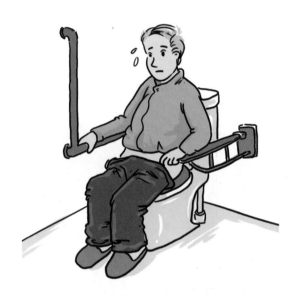

（5）必要时给予胃肠动力药及通便药治疗。

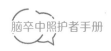
54 如何预防脑卒中患者出现肺部感染？

（1）保持房间环境整洁、卫生，每日按时开窗通风，注意做好患者的保暖，避免受凉。

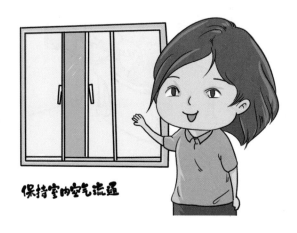

保持室内空气流通

（2）患者的饮食宜清淡，多进食一些高蛋白、高维生素以及高热量的食物。

（3）对于进食呛咳者早期留置胃管。胃管喂食时可抬高床头30°~40°，30分钟后调节为15°~30°。注意进食后1小时内禁止拍背。

（4）长期卧床患者每2小时应翻身拍背一次（夜间间隔时间可适当延长）。拍背时将五指并拢，手指关节微屈，使掌侧呈凹式杯状，以手腕力量由患者背部自下而上、由外向内、由轻到重地叩击，频率为每分钟120~180次。拍背的同时鼓励患者主动咳痰。

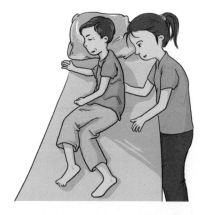

（5）对于生活无法自理的患者，每日给予早晚口腔清洁，用湿棉签轻轻擦拭，擦除口腔内的痰痂。要注意挤干棉签的液体，避免发生呛咳。

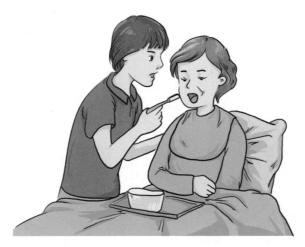

（6）患者痰多无法自主咳出、有呼吸困难时，应立即将患者头部偏向一侧，侧身拍背、清理口腔内的痰液及分泌物，同时拨打120急救电话。

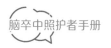

55 脑卒中患者的居家环境如何布置？

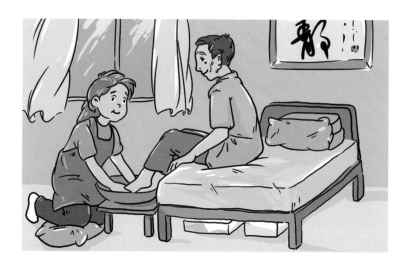

（1）客厅：室内光线要充足，家具不宜过多，家具尖锐角处加防护条。

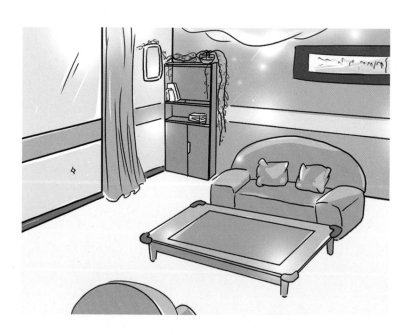

（2）厨房：妥善保管家中的剪刀等锐器，避免患者进入厨房，以免受伤。活动能力降低的患者应避免使用玻璃、陶瓷等易碎餐具。

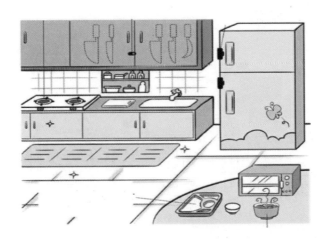

（3）卧室：卧室光线不应刺眼，应放置夜灯。窗户应上锁，床旁应有床护栏。

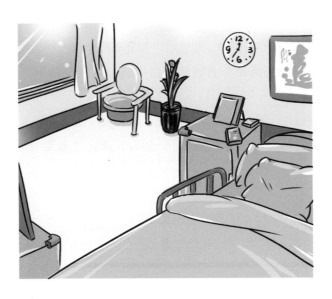

（4）卫生间：卫生间放置防滑垫，洗手台、马桶应安装扶手，洗浴时应有家人陪伴。

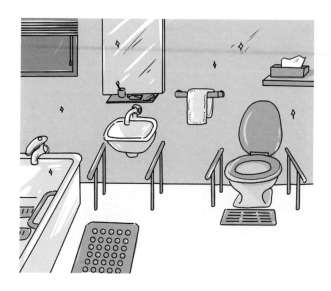

特别提醒：

★ 充足的光线及安静的环境，能让老人较易专注于室内的事物。

★ 宽敞没有杂物的通道，合适的防滑用具，可减少跌倒、碰撞等意外的发生。

★ 床的高度应便于老人上下床及活动，其高度应使老人膝关节成直角，坐在床边时两脚足底完全着地，一般以从床褥上面至地面为50cm左右为宜。

56 脑卒中患者的跌倒因素有哪些？

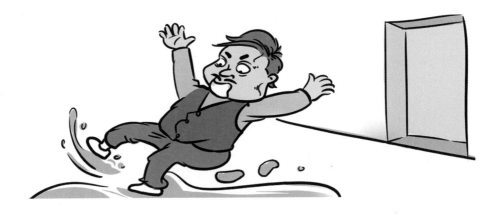

当家中有脑卒中患者时，以下几件事最易使患者发生跌倒。

（1）穿过长、过大的衣服和不合脚的鞋子，鞋带过长，用不合适的手杖等。

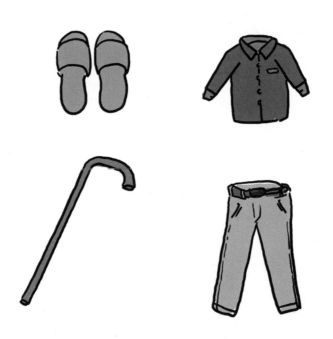

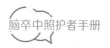

（2）动作快，突然起床时易发生跌倒。

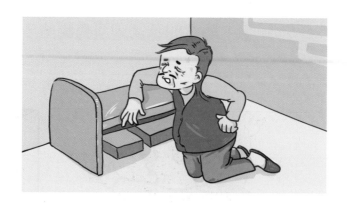

（3）服用降压药、降糖药、镇静药，感到不适时。

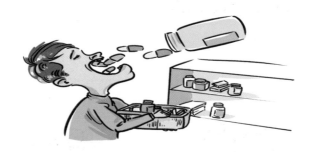

（4）厕所无扶手，地面湿滑时。

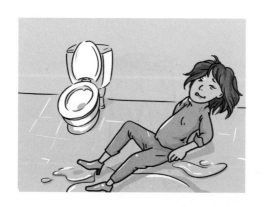

特别提醒：

★ 对有跌倒危险因素的患者，应尽量去除危险因素，避免患者单独活动，以免发生意外。

57 如何预防脑卒中患者跌倒？

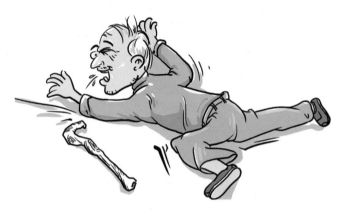

当家中有脑卒中患者时，需要做好以下几件事，预防跌倒的发生。

（1）选择适合的衣、裤、合脚防滑的鞋子，用粘扣代替鞋带，选择安全的手杖。

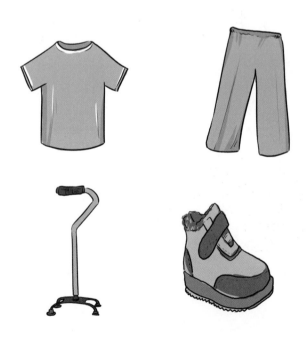

（2）3个30秒原则：醒后30秒再起床，起床后30秒再站立，站立后30秒再行走。

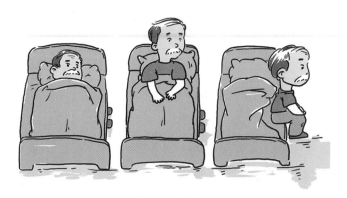

（3）服用降压药、降糖药、镇静药，感到不适时应卧床休息。

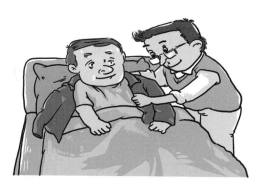

（4）厕所应安装扶手，勿在湿地行走。

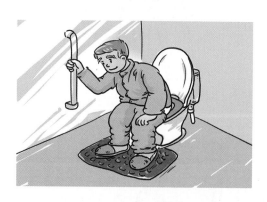

特别提醒：

★ 如患者发生跌倒后出现意识不清，或自诉某一部位疼痛时，应立即拨打120急救电话，切勿随意搬动患者。

58 如何与语言障碍患者进行有效沟通？

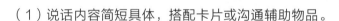

（1）说话内容简短具体，搭配卡片或沟通辅助物品。

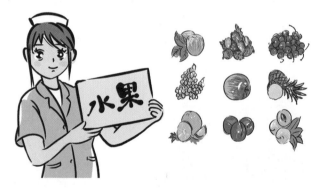

（2）耐心等待，给予患者充分的表达时间，鼓励患者建立自信。

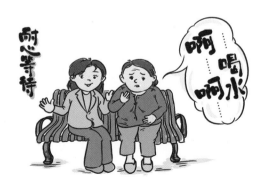

（3）配备写字板，患者可通过写字表达自己的需求。

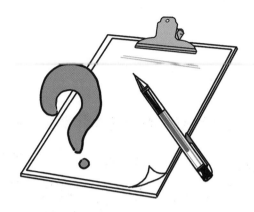

（4）沟通时配合肢体动作，便于患者理解与沟通。

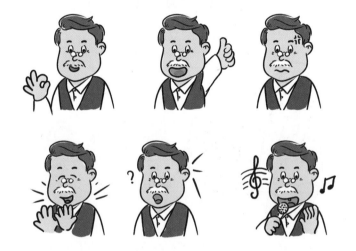

特别提醒：

★ 说话语速慢，发音要清晰。

★ 用简单而完整的句子，让患者有足够的时间去理解。

★ 谈话时，多利用非口语沟通方式辅助，如手势、图片等。

★ 沟通时注意自己的表情、动作及态度，不要对患者表现出敌意或不
   耐烦。

59 常用的助行器有哪些？

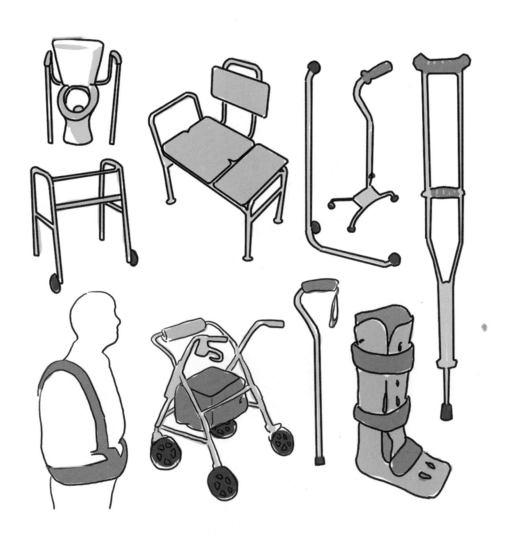

常用的助行器主要有4种。

（1）手杖：手杖的重量轻，上下楼方便。适用于握力好、上肢支撑力强而症状较轻的下肢功能障碍患者。

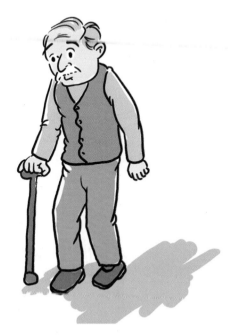

（2）腋杖：腋杖支撑面积大，稳定性好。适用于单侧下肢无力或者不能用左右腿交替迈步者。如小儿麻痹后遗症、下肢骨折、截肢、截瘫者等。

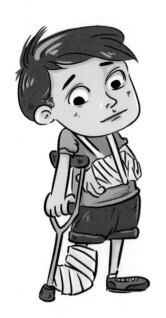

（3）助行架：助行架是康复训练中经常用到的辅助工具，适用于双下肢、全身无力或协调性差需要独立、稳定站立者，如长期卧床或下肢无力的患者。

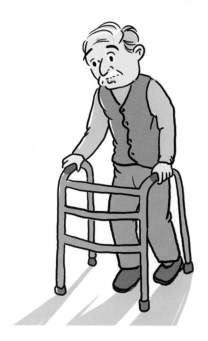

（4）轮椅：轮椅适用人群广泛，常用于肢体伤残、行动不便、步行容易发生意外或不能步行者。

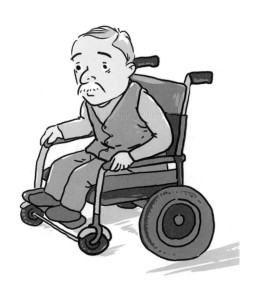

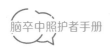

 60 使用助行器的注意事项有哪些？

使用助行器时需要注意以下几点。

（1）使用助行器走路时一定要放慢速度，步伐不宜过大，不要盯着自己的脚，保持目视前方。

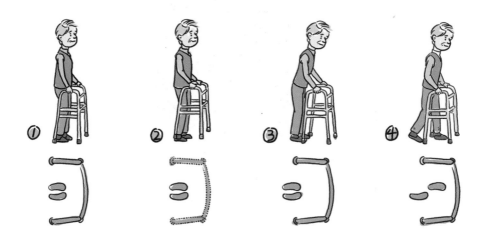

（2）选择平坦、没有杂物、干燥且光线良好的路面行走，以免绊倒或滑倒。

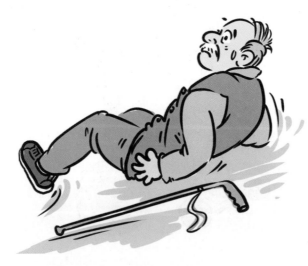

（3）鞋子要合脚，网球鞋和系鞋带的橡胶底鞋最好。不要穿拖鞋、高跟鞋或其他便鞋。

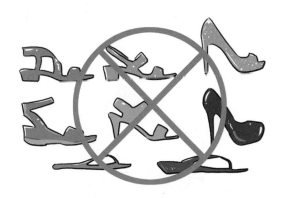

（4）使用前应检查助行器各部位是否牢靠，如有损坏应及时修理或更换，防止发生意外。

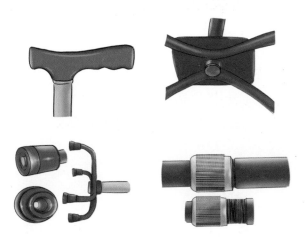

特别提醒：

★ 助行器的使用看起来简单，实则不然。不当的使用会造成患者腰酸背痛、跌倒，甚至更加严重的后果。尤其是老人在使用助行器的时候一定要掌握正确的方法，安全第一。建议根据自身情况和个人爱好选择适合自己的助行器。

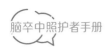
61 脑卒中患者如何正确使用轮椅？

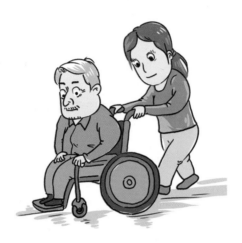

　　轮椅是带有轮子的座椅，主要用于功能障碍者或行走困难者代步。

　　使用轮椅分为以下4个步骤。

　　（1）上车前准备：①转移前要向患者说明转移步骤，取得其配合，并让其排空大小便。②照护者要做一些准备运动以减轻腰部负担。③刹住停车刹车。④将脚踏板收起。

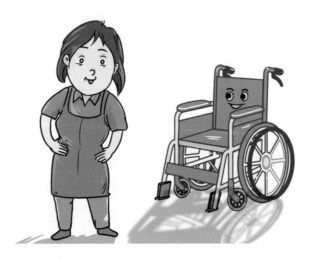

（2）患者准备：将患者从床上移动到轮椅上（右侧麻痹）时，先将轮椅背与床尾平齐，椅面朝床头或呈45°倾斜。

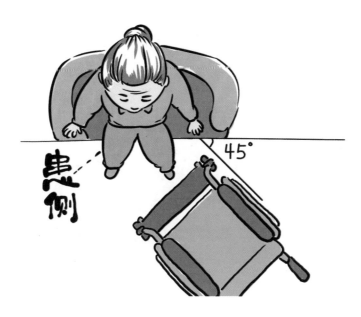

（3）转移：让患者以正坐的姿势，将双手先环绕在照护者肩上。照护者用两膝抵住患者的膝部，手环住患者的肩下或腰部，让患者站起身。

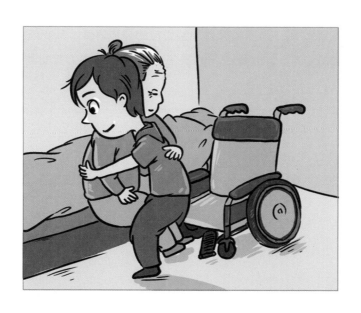

（4）上车与固定：继续保持双手环腰，旋转患者身体至轮椅，慢慢地让患者坐下，身体向后靠，维持正确的坐姿，放下脚踏板，将双脚搁于脚踏板上，并系好安全带。

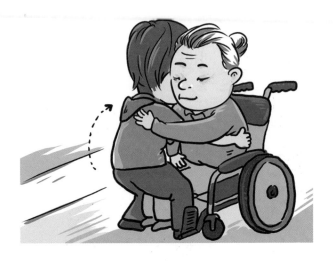

特别提醒：

★ 为了不让照护者跟跄跌倒，照护者双脚打开时的幅度应该与肩齐宽，将重心置于腰间，通过膝关节的屈伸完成转移，慢慢地、稳稳地进行护理动作。

★ 完成移动工作后，再指导患者调整坐位的姿势角度，预防压疮。

★ 为了避免脱臼、骨折等状况的发生，千万不要用力拉扯患者的手腕和关节。

62 脑卒中患者如何上下楼梯？

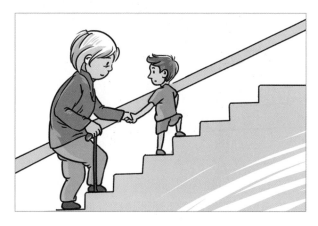

当脑卒中患者上下楼梯时，需做好以下准备。

（1）上楼梯时，患者面对楼梯站立，健侧手抓握楼梯扶手，先迈健侧的腿，将重心逐渐移向健腿的后面，再迈患侧腿到同一台阶。

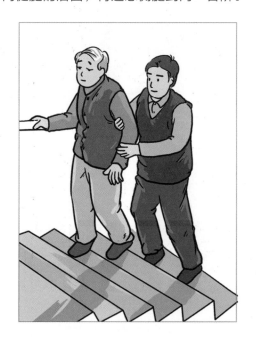

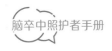

（2）上楼梯时，照护者可以在旁边辅助患侧的腿上抬，同时扶持患者腰部以保持患者身体平衡和重心的转移，站稳后再进行下一步的抬脚。

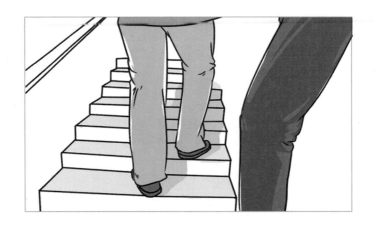

（3）下楼梯时，患者健手抓握楼梯扶手，先迈患侧腿，患侧下肢向下迈一层楼梯，并全足底稳定踩地。将重心平稳地转移后再迈健腿到同一台阶。

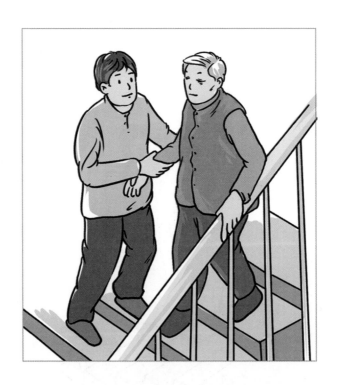

（4）下楼梯时，照护者立于患者患侧方，固定患者的腿膝关节以及腰部，保持患者的身体平衡和关节的稳定性。

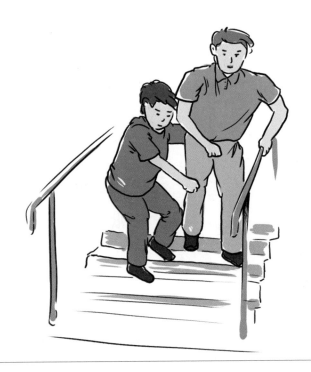

特别提醒：

★ 如患者患侧下肢负重能力较差或因恐惧心理无法完成向患侧的重心转移，
照护者须左手协助患者躯干转移并用右手给予稳定支持。

★ 患侧肢体上抬时，照护者须在患者后方给予躯干稳定支持，防止患者向后
倾倒。

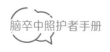
 63 扶助偏瘫患者如厕时需要注意什么？

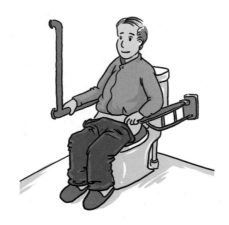

扶助偏瘫患者如厕时，需要牢记以下几点。

（1）可使用轮椅推行或搀扶患者进入卫生间，协助患者转身面对照护者。

（2）照护者一手搂抱患者腋下（或腰部），另一手协助患者（或患者自己）脱下裤子。双手环抱患者腋下或腰部，协助患者缓慢坐于坐便器上，患者双手紧握扶手进行排便。

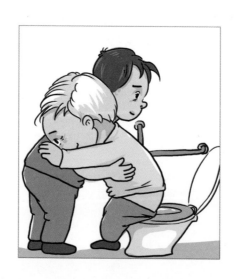

（3）患者便后使用健侧上肢擦净肛门或身体前倾由照护者协助用手纸擦净肛门。

（4）患者自己借助卫生间扶手支撑身体（或照护者协助）起身，用健侧肢体或在照护者协助下穿好裤子。按压坐便器开关冲水。

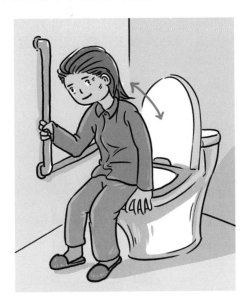

特别提醒：

★ 偏瘫患者如厕时，应在坐便器周围设置扶手，降低跌倒风险。

★ 应减少偏瘫患者便秘、腹泻的发生。

★ 便后起身时，动作应缓慢，防止直立性低血压的发生。

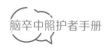
 偏瘫患者如何从椅子上站起？

（1）双足分开与肩同宽，脚尖与膝盖平齐，双手放置于膝盖上。

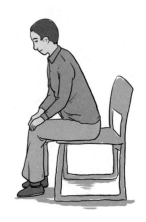

（2）照护者立于患者患侧，一手扶患者腋下，一手拉患者腰带。

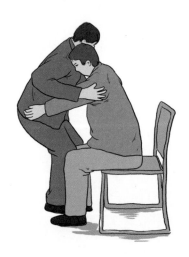

（3）照护者可用腿抵住患者膝盖，嘱患者健侧发力站起。

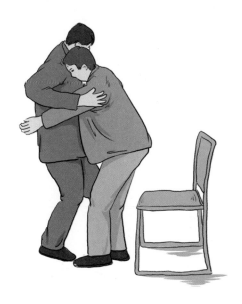

特别提醒：

★ 患者站起来时速度不宜太快，防止发生直立性低血压。

★ 患者站起时尽量重心向前。

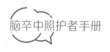
 65 偏瘫患者怎样从卧位到翻身站起？

偏瘫患者可以练习由照护者协助从卧位到翻身站起的方法。

（1）患者双手十指交叉，健手握住患手，患手拇指在上，屈髋、屈膝，上肢伸肘上举大于90°，健侧上肢带动患侧上肢摆动，屈颈向患侧转动头部，利用惯性摆动躯干，健侧腿跨过患侧，完成向患侧的翻身动作。

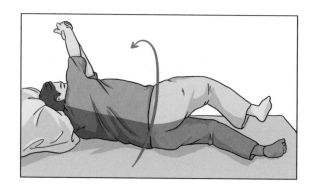

（2）患者健足从膝关节下插到患侧小腿下方，将患手置于照护者肩上；照护者扶住患者双肩，照护者扶起患侧肩；同时患者用健侧支撑，抬起上身；患者双下肢移至床下，伸展肘关节，支撑身体，坐起；调整坐姿，保持坐位。

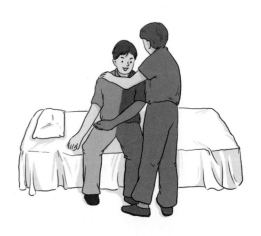

（3）患者坐于床沿，双足平地面，健手握住患手，十指交叉，患手拇指在健手拇指上，放于照护者颈后；患者身体向前，重心在健足；照护者抓住患者腰带，患者伸展髋、膝关节而站起。

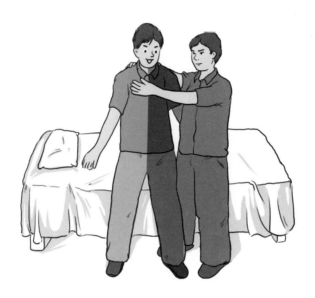

特别提醒：

★ 照护者帮助患者坐起时，不能用力拉患者手臂，以免损伤肩关节。

★ 站起时速度也不宜太快，防止头晕。

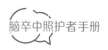
66 如何为偏瘫患者穿脱衣服？

（1）为方便穿脱，建议患者穿开襟衫。

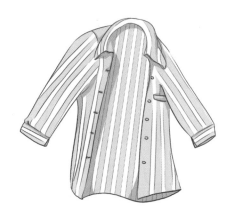

（2）穿上衣时，患者取坐位，先穿患侧，再穿健侧。

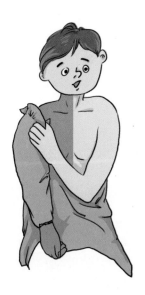

（3）脱上衣时，患者取坐位，先脱健侧，再脱患侧。

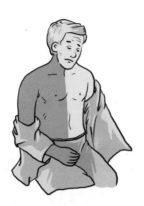

（4）穿裤子时，患者取坐位，患肢放健肢上，健手找患肢裤腿套患肢，再健手抓健侧裤腿穿健肢，协助站起。

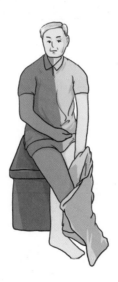

（5）脱裤子时，患者取坐位，松裤带，先抽出健侧下肢裤腿，再抽出患侧下肢裤腿。

特别提醒：

★ 卧床患者可以穿倒背衣，背部可以不用扣纽扣。

★ 衣服可以选择略大一号，穿上衣服后，注意把衣服拉整齐。

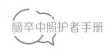
 如何协助偏瘫患者洗澡、洗漱？

患者需要洗漱时，可做以下帮助。

（1）家里有患者，尽量在浴室安装扶手，地板上放置好防滑垫。

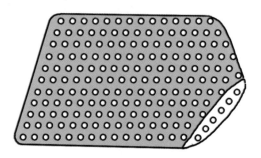

（2）洗脸时，让患者用脸盆接水，准备小毛巾或易拧干的毛巾，让其用健侧手抓毛巾，用健侧手擦脸。如果不能拧毛巾，可以帮助拧干毛巾后给患者。

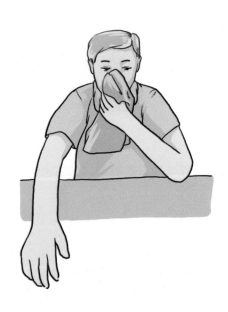

（3）洗澡时，准备专用洗澡凳。让患者坐在凳上，打开淋浴喷头打湿其身体。患者用健手拿毛巾擦拭身体，背腰部可借助长柄海绵刷擦洗。

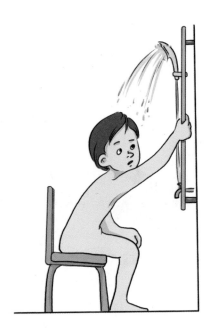

特别提醒：

★ 如果患者不能自己清洗，照护者帮助完成以上步骤。

★ 洗澡时注意安全，防止患者跌倒。

★ 洗澡时，水温不能太高，洗澡过程中注意观察患者的面色等情况。

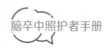
 68 如何帮助偏瘫患者保持口腔清洁？

患者刷牙应该这么做。

（1）患手功能可以，用患侧手拿牙刷，健侧手挤牙膏，牙刷要固定在患侧手上，用患手刷牙。

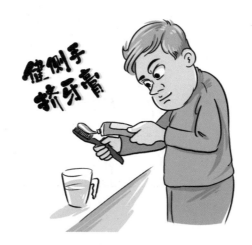

（2）患侧手功能差，用患侧前臂固定牙刷，健侧手挤牙膏，用健侧手刷牙。

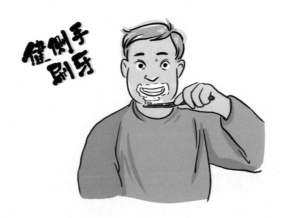

（3）卧床的患者，照护者协助患者用口腔护理海棉棒清理口腔。

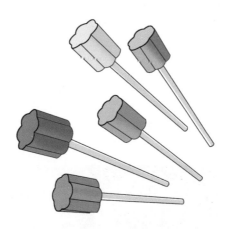

口腔护理海绵棒

特别提醒：

★ 卧床患者用口腔护理海棉棒清理口腔时，要挤干海棉棒的水后再给患者
使用。

★ 使用口腔护理海棉棒清洁口腔时如果患者不配合，要注意安全，避免海棉
棒被患者咬住。

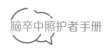

69 脑卒中患者食物的选择需要注意什么？

（1）低脂饮食，蛋白质适量，每日摄入新鲜蔬菜400~500g，水果100g，肉类50g，鱼虾类50g，蛋类每日25~50g，奶类每日300g以上。选用鱼、鸡肉、羊肉、牛肉、瘦猪肉、牛奶、鸡蛋等。

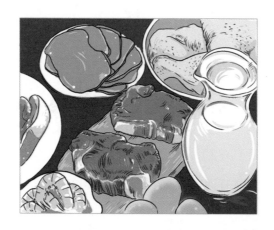

（2）控制烹调油的摄入，控制在每日20~25克。尽量选择橄榄油和菜籽油。

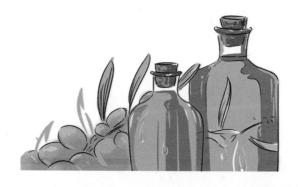

（3）不要吃甜面酱、酱豆腐、咸肉、腊肠、咸菜等腌制食物，尽量少放酱油、少喝汤。炒菜时最后放盐，或者吃菜的时候再放盐。一啤酒瓶盖为6g食盐，推荐食盐摄入量为每日5g，合并高血压者每日不超过3g。

（4）主食以粗细搭配为原则。

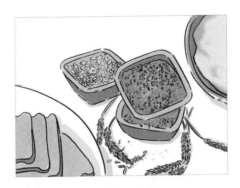

（5）多选择高钾的食物如蘑菇、豆制品、马铃薯、南瓜、杏干、葡萄干、杏、香蕉、哈密瓜、樱桃、山楂、芒果、橘子、木瓜、海带、红薯、叶菜类(尤其是红苋菜、绿苋菜、空心菜)等。黄色食物含钾较多。

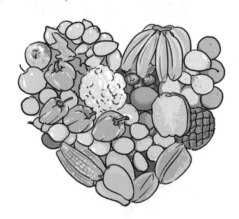

（6）增加维生素C和维生素B族的摄入量。多吃新鲜水果及蔬菜。

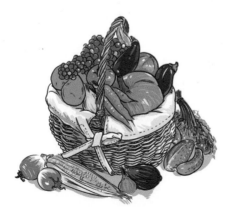

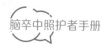

70 如何正确测量血压？

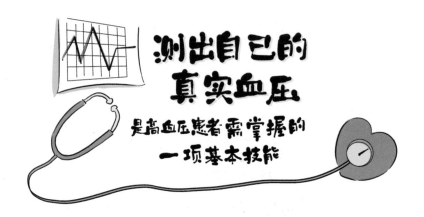

测出自已的真实血压是高血压患者需掌握的一项基本技能

（1）每天早晨6时~8时以及下午4时~6时属于血压的高峰阶段，是测量血压的最佳时间。晨起后测量血压时，应提前排空膀胱。

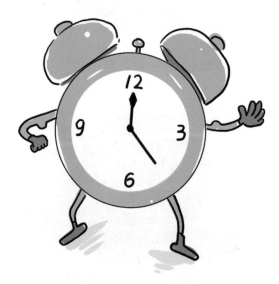

（2）避免在以下时刻测量：情绪激动时，运动后、饭后1小时内，饮酒、咖啡、红茶后，入浴后，吸烟后等。测量血压时应在平静状态下5~10分钟后测量，测量时要保持情绪稳定、放松。

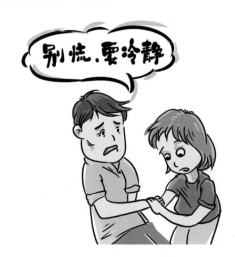

（3）取坐位或仰卧位，充分暴露上臂，在肘窝上2~3cm处缠绕袖带，松紧以插入1~2指为宜，使上臂和心脏处于同一水平线上。

采用同一体位、同一部位、同一血压计测量。

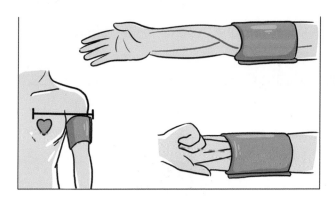

（4）血压正常值：收缩压90mmHg~139mmHg，舒张压60mmHg~89mmHg。收缩压130mmHg~139mmHg和（或）舒张压80mmHg~89mmHg属于正常高值。

（5）血压值的三层意义：①血压升高为测量值≥140/90mmHg；②正常高值血压为120~139/80~89mmHg；③正常血压为测量值＜120/80mmHg。

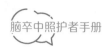
 71 如何帮助患者控制不良情绪？

（1）保持环境的整洁，不要大声喧哗，以温馨、舒适、安静的环境保证患者充足的休息和愉快的心情。

定时进行室内开窗通风、消毒，随时调节温度和湿度。

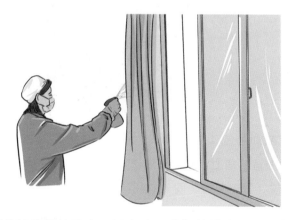

（2）对出现依赖情绪的患者，适当应用安抚性拍肩、抚背等肢体语言，使患者保持平静心情。

经常沟通，倾听患者的诉说，耐心细致地给予情感关心和支持。

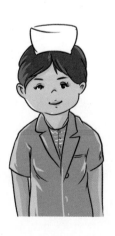

（3）树立正确的康复理念，坚持康复训练，保持健康心理，改善生活质量。可使用音乐疗法缓解不良情绪。

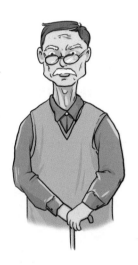

（4）对患者表示关怀，给予精神及物质上的满足，使患者感到温暖，从而使患者重建对生活的信心。

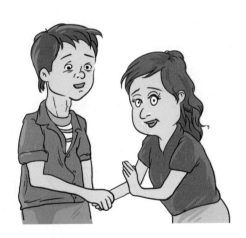

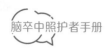

72 支架植入后患者在日常生活中需要注意什么？

（1）安全用药：①阿司匹林每次100mg，每日1次。阿司匹林为肠溶片，需餐前服用，服用6~12个月。②氯吡格雷每次75mg，每日1次。每日服药时间需固定，服用3~6个月。③出院后3个月门诊复诊，根据医嘱调整药物。

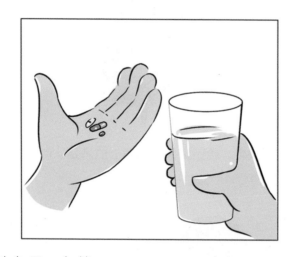

（2）控制血压、血糖、血脂：①合并有糖尿病、高血脂的患者，血压应控制在130/80mmHg以下；如无上述合并症，血压控制在140/90mmHg以下。②建议维持目标糖化血红蛋白（HbAlc）<7%。③合并有冠心病、糖尿病的患者，低密度脂蛋白胆固醇（LDL-C）应控制在70mm/dL以下；如无上述合并症，LDL-C控制在100mm/dL以下。

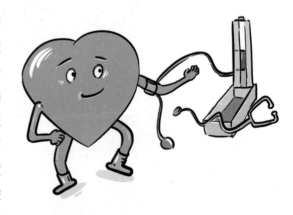

（3）健康的生活方式：戒烟戒酒，降低心脑血管意外事件的发生和死亡风

险。适当运动，控制体重。男性腰围控制在85cm以下，女性控制在80cm以下，BMI控制在26以下。保持平稳情绪，劳逸结合，注意睡眠。合理饮食，限盐限油。

(1)定期复诊，不适随诊：出院近期每两周或每月至医院复查，具体遵医嘱。如出现头痛、恶心、呕吐、失语、肢体活动障碍、走路不稳等不适症状，立即拨打120急救电话或立即到医院就诊。

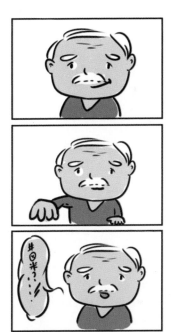

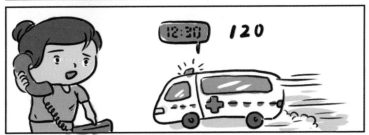

REFERENCE

[1] 梅斯医学. 盘点2016脑卒中重要指南共识回顾[J]. 心脑血管病防治, 2017, 17(1): 1-2.

[2] 中国脑梗死急性期康复专家共识组. 中国脑梗死急性期康复专家共识[J]. 中华物理医学与康复杂志, 2016, 38(1): 1-6.

[3] 国家卫生健康委员会急诊医学质控中心, 中国医师协会急诊医师分会, 世界中医药学会联合会急症专业委员会. 中国急性缺血性脑卒中急诊诊治专家共识[J]. 中国急救医学, 2018, 38(4): 281-287.

[4] 王洪波, 李玉莲, 王利清, 等. 北京海淀区≥40岁居民脑卒中患病现状及其影响因素[J]. 中国公共卫生, 2014, 30(5): 583-585.

[5] Xu L, Schooling C M, Chan W M, et al. Smoking and Hemorrhagic Stroke Mortality in a Prospective Cohort Study of Older Chinese[J]. Stroke, 2013, 8(44): 2144-2149.

[6] Nishino Y, Tsuji I, Tanaka H, et al. Stroke mortality associated with environmental tobacco smoke among never-smoking Japanese women: A prospective cohort study[J]. Preventive Medicine, 2014, 67: 41-45.

[7] As S, Sahukar S, Murthy J, et al. a study of serum apolipoprotein A1, apolipoprotein B and lipid profile in stroke[J]. Journal of Clinical and Diagnostic Research, 2013, 7: 1303-1306.

[8] Shen Y, Wang J, Wu J, et al. Elevated plasma total cholesterol level is associated with the risk of asymptomatic intracranial arterial stenosis[J]. PLOS One, 2014, 9: 1-7.

[9] 王力, 任会彩, 王志先, 等. 脑卒中危险因素早期筛查与高危个体处理[J]. 脑与神经疾病杂志, 2018, 26(4): 212-215.

[10] Scott J D, Johnson B L, Blackhurst D W, et al. Does bariatric surgery reduce the risk of major cardiovascular events A retrospective cohort study of morbidly obese surgical patients[J]. Surgery for Obesity and Related Diseases, 2013, 9: 32-41.

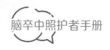
[11] Khoury J C, Kleindorfer D, Alwell K, et al. Diabetes: a risk factor for ischemic stroke in a large biracial population[J]. Stroke, 2013, 44(6): 1500-1504.

[12] Mansukhani M P, Calvin A D, Kolla B P, et al. The association between atrial fibrillation and stroke in patients with obstructive sleep apnea: a population-based case-control study[J]. Sleep Med, 2013, 14: 243-246.

[13] Holmes M V, Dale C E, Zuccolo L, et al. Association between alcohol and cardiovascular disease: Mendelian randomisation analysis based on individual participant data[J]. BMJ, 2014, 349: 1-16.

[14] 黄如训，苏镇培. 脑卒中[M]. 2版. 北京：人民卫生出版社，2012.

[15] 白雪梅，李月玲，于培红，等. 中国长寿地区中老年人群脑卒中发生率调查及其与高血压、糖尿病、心脏病的相关性分析[J]. 现代检验医学，2018, 33(1): 5-9.

[16] 冯海霞，何君芳，胡晓斌，等. 甘肃省脑卒中患者对卒中及康复认知现状调查[J]. 中国康复理论与实践，2012(09): 840-842.

[17] 何君芳，冯海霞，姚惠侠，等. 患者对脑卒中早期症状知晓情况的调查分析[J]. 中国康复理论与实践，2012(10): 974-975.

[18] 官燕琴，龚黎民，俞晔. 脑卒中常见长期症状及其管理和治疗[J]. 中国老年学杂志，2016(09): 2299-2301.

[19] 张绍岚，何小花. 疾病康复[M]. 北京：人卫出版社，2014.

[20] 王茂斌. 脑卒中的康复医疗[M]. 北京：中国科学技术出版社，2006.